유대인
임신·출산의 비밀

평안이 깃든 집, 샬롬 바이트

유대인 임신·출산의 비밀

1판 1쇄 인쇄 2016년 11월 23일
1판 1쇄 발행 2016년 11월 30일

지은이 이영희
펴낸이 강은혜
편 집 김혜경
디자인 오성희
제 작 야진북스
인 쇄 미광원색사

펴낸곳 숨북스(SOOM BOOKS)
출판등록 제2015-000176호
주소 서울시 영등포구 도영로 80, 101-1803
대표전화 070-5135-5035   **팩스** 02-6455-5035
홈페이지 www.soombooks.com   **전자우편** soombooks.kr@gmail.com

ISBN 979-11-959299-0-0   13590
값 14,000원

이 책의 전부 또는 일부 내용을 재사용하려면 사전에
저작권자와 숨북스(SOOM BOOKS)의 동의를 받아야 합니다.

Secrets of Jewish Pregnancy and Childbirth ⓒ 2016 by Lee Young Hee
Published by SOOM BOOKS
Printed in Korea

이 도서의 국립중앙도서관 출판예정도서목록(CIP)은 서지정보유통지원시스템 홈페이지(http://seoji.nl.go.kr)와
국가자료공동목록시스템(http://www.nl.go.kr/kolisnet)에서 이용하실 수 있습니다.
(CIP제어번호: CIP2016028232)

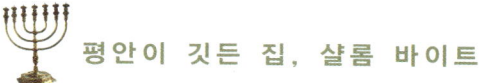

평안이 깃든 집, 샬롬 바이트

유대인 임신·출산의 비밀

이영희 지음

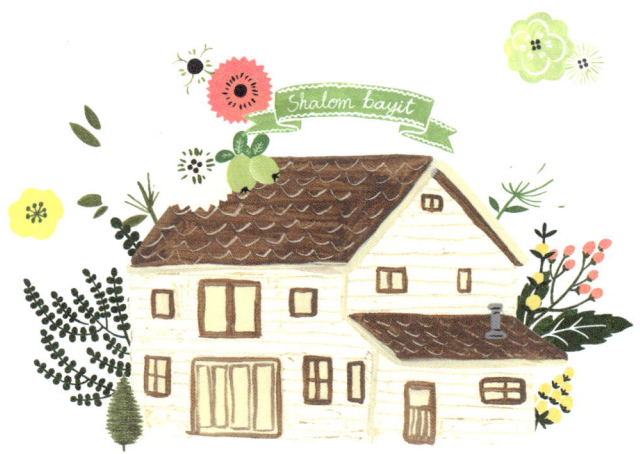

프롤로그

유대인의 교육법과 태교법을 강의하면서 대한민국의 수많은 임산부를 만나 보았습니다. 그들의 아픔과 고민은 대부분 비슷했습니다.

"아이를 낳으면 경력이 단절될 게 뻔한데 어떡하죠?"
"둘째 아이를 원하지만 남편은 하나 키우기도 버겁다며 반대해요."
"제 몸이 출산을 무사히 견딜 수 있을까요?"
"노산인데 우리 아이가 건강할까요?"

경제적 부담과 산모와 아이의 건강이 관건입니다. 요즘 같은 저성장 시대에 아이를 건강하게 낳고 행복하게 기르는 것이 쉽지 않아 보입니다. 그렇다고 해서 이대로 건강하고 행복한 임신 출산을 포기해야만 할까요?
한국과 여러모로 닮은 꼴이지만 출산 부분에서는 정반대 상황의 이스라엘. 이스라엘에서는 어디를 가든지 그 좁은 땅에 아이들이 참 복작복작합니다. 한 가정에 아이들이 보통 세 명이 있고 예닐곱의 자녀를 둔 가정도 쉽게 찾아볼 수 있습니다.

이스라엘은 경제협력개발기구OECD 국가 중 출산율 1위(3.08명, 2014년), 자연 분만율 2위인 국가입니다. 이삼십대 유대 엄마들은 육아와 학업, 일을 동시에 해나가며 삶의 만족도도 상당히 높습니다.

일곱 가지 비밀을 찾기까지

여기서 의문이 생깁니다. 육아에 따르는 경제적인 부담에도 불구하고 유대인들이 출산을 적극적으로 하는 이유는 무엇일까요? 또 자연 분만율도 높고, 산모들의 건강 상태도 좋은 이유는 무엇일까요? 유대인들에게는 임신과 출산에서부터 무언가 특별한 비밀이 있는 것이 분명했습니다.

이러한 질문들을 안고 이스라엘에 다녀왔습니다. 연구를 위해 가정집부터 대학교, 영아원, 유치원, 산부인과 병원, 보건소, 시민 단체, 회당 등을 두루두루 다녔습니다. 유대인들의 생활을 가까이에서 지켜보면서 임신 출산에 숨겨진 비밀들을 찾을 수 있었습니다.

이스라엘 거리를 활보하는 수많은 아이들과 젊은이들을 보면 유대인들의 생명력이 느껴집니다. 이 아이들이 10년 후에 세상을 어떻게 바꿔놓을지 기대가 되면서도 은근히 질투도 납니다. 한국의 미래를 떠올리지 않을 수 없었습니다. 이 책이 먼 나라 이야기에 그치지 않고, 우리가 안고 있는 문제를 풀어가는데 필요한 통찰력을 제공할 수 있으면 하는 바람입니다.

여정의 시작, 하닷사의 여인들에게서 비밀을 찾아라

예루살렘에는 '산에서 망보는 사람들'을 뜻하는 '하르 하쪼핌'이라는 나지막한 산이 있습니다. 로마를 비롯한 점령자들이 유대인들에게 예루살렘 출입 금지령을 내린 데서 이름이 유래했습니다. 유대인들은 예루살렘이 보고 싶을 때마다 이 산에 올라가 멀리서나마 그리움을 달랬습니다.

하르 하쪼핌에 있는 하닷사 메디컬 센터Hadassah Medical Center는 이스라엘에서 여섯 번째로 큰 병원입니다. 과거 이스라엘의 독립을 위해 일했던 여성 조직인 하닷사에서 설립한 곳입니다. '하닷사'란 원래 유대 전통을 지키는 여성을 뜻합니다.

저는 이 병원의 산부인과 총책임자를 만나러 가는 길이었습니다. 분만실이 있는 6층에 올라가니 아기 울음소리와 함께 환호성과 웃음소리로 떠들썩했습니다.

병실 문틈으로 검은 양복 위에 탈릿tallith, 기도할 때 쓰는 숄을 걸친 남자의 뒷모습이 살짝 보였습니다. 그의 곁에는 40대로 보이는 산모가 아기를 옆구리에 낀 채 베개에 기대 앉아 있었습니다. 열린 문틈으로 얼굴을 들이밀며 인사를 건넸습니다.

"아기가 몇 살이에요?"

"어제 태어났답니다."

이것저것 속사포처럼 묻는데 산모가 씩씩하게 대답했습니다.

마침 남편이 랍비Rabbi, 율법학자라고 하니 차후에 인터뷰하는 편이 나을 듯해서 남편에게 연락처를 물었습니다. 그는 아들을 낳고 기분이 매우 좋았는지

펜과 노트를 선뜻 받았습니다. 그가 연락처를 쓰려던 찰나, 산모가 써주지 말라는 눈짓을 보냈습니다. 멋쩍어진 저는 다시 산모에게 물었습니다.

"어제 태어난 아들이 몇 번째 아이인가요?"

"시크릿(비밀)이에요."

산모는 말문을 닫았습니다.

조금 전만 해도 "캔, 캔!그럼요. 그럼요!"이라며 맞장구를 쳐주었는데 무슨 비밀이 있는 걸까요? 그때 깨달았습니다. 비밀의 열쇠는 하닷사의 여인들이 쥐고 있다는 사실을.

지금부터 그들의 임신과 출산 그 진짜 이야기가 시작됩니다.

2016년 11월

이영희

차례

프롤로그 · 004

Secret 01 결혼과 출산의 골든타임

결혼
적령기

1 유대인은 언제 결혼할까? · 013
2 이스라엘의 임신·출산·육아 인프라 · 022
3 골든타임은 언제나 현재형이다 · 036

Secret 02 행복한 가정을 꿈꾸기

가정

1 유대인의 결혼식 · 041
2 샬롬 바이트를 여는 세 개의 열쇠 · 048
3 결혼의 키워드는 행복이다 · 062

Secret 03 건강한 아기를 기다리기

임신

1 건강 관리 · 069
2 정자 관리 · 072
3 난자 관리와 자궁 관리 · 079
4 마음가짐 · 087

Secret 04 DNA보다 중요한 엄마의 사랑

생명

1 유대인의 대비책 · 093
2 장애를 이겨내는 비결 · 097
3 제 3의 힘, 엄마의 사랑 · 103
4 낙태를 예방하는 방법 · 110

Secret 05   임신 전부터 시작하는 태교

태교

1. 신비로운 5개월(임신 초기) · 121
2. 유대인들의 태교법 · 125

Secret 06   그들만의 순산 비결

분만

1. 스토리 분만법 · 137
2. 이스라엘의 분만실 스케치 · 146
3. 산후조리 · 158

Secret 07   아기의 건강 관리와 잔치

탄생

1. 축하합니다! · 171
2. 아기의 건강은 정부가 관리한다 · 183
3. 아기를 위해 네 번의 잔치를 열다 · 189

부록 1_ 대한민국 엄마들의 출산 이야기 · 203

부록 2_ 288일, 아기와 엄마의 행복한 대화 · 211

에필로그 · 233

주석, 참고 문헌 · 236

감사의 글 · 242

일러두기: 본문의 모든 연령은 한국식의 '세는 나이'가 아닌 '만 나이'로 표기했습니다.

Secret 01

결혼
적령기

결혼과 출산의 골든타임

유대인은 언제 결혼할까?
이스라엘의 임신·출산·육아 인프라
골든타임은 언제나 현재형이다

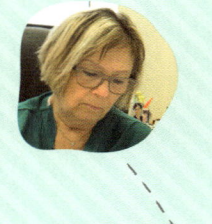
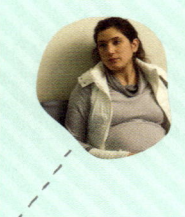

'모든 것을 갖추어야
결혼할 수 있다.'는 선입견은 버려야 한다.
오히려 갖추지 못한 상태에서 결혼하면
난관을 헤치기 위해
더욱 창의적이 되고,
더 많이 혁신하게 마련이다.

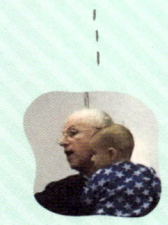

1
유대인은
언제 결혼할까?

　한국에서 이스라엘에 갈 때 항공편이 다양해서 선택의 폭이 넓은 편이다. 이번에는 모스크바를 경유하여 텔아비브로 들어가는 길을 선택했다. 여행을 좋아하는 친구가 '모스크바를 제대로 보려면 겨울에 봐야 한다.'라고 귀띔해 주었는데, 마침 2월이어서 이때를 놓치고 싶지 않았다.
　비행기가 경유지에 도착할 무렵, 하늘에서 내려다본 모스크바는 거칠게 쏟아진 함박눈으로 온 대지가 하얗게 뒤덮여 있었다. 눈 덮인 자작나무 숲이 가로등 불빛에 반사되어 눈이 부시도록 반짝거렸다.
　텔아비브 행 비행기로 갈아타기 위해 공항에서 대기해야 했다. 로비는 유대인들로 북적거렸다. 까만 모자 아래로 배배 꼬인 머리카락을 드리운 검은 양복 차림의 유대인과 인사를 나누었다. 뉴욕에서 이스라엘로 공부하러 들어가는 엘리야후Eliyahu라는 청년이었다. 나는 유대인 여성들이 아기를 어떻게 잘 낳는지 연구하러 가는 길이라고 하니, 그가 신기하다는 듯 웃었다.
　"엘리야후, 유대인은 왜 그렇게 아기를 많이 낳는 거죠?"

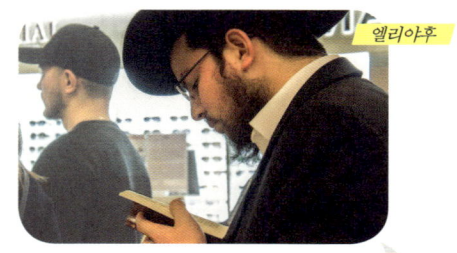

결혼해서 자녀를 낳으라는 미쯔바는 18세부터 적용됩니다.

"미쯔바를 이루기 위해서요."

'미쯔바Mitzvah'는 히브리 어로 '계명'을 뜻한다. 토라('가르침'이라는 뜻. 구약 성서의 첫 5권을 가리키나, 넓게는 구약 성서 전체를 말한다)에 나오는 첫 번째 계명이 '생육하고 번성하라'이다. 따라서 유대교를 믿는 모든 유대 남자는 여자와 결혼해서 아이를 낳아야 된다고 한다. 엘리야후가 말을 이었다.

"결혼해서 자녀를 낳으라는 미쯔바는 18세부터 적용됩니다."

이스라엘의
빨리빨리

파울리네 코흐Pauline Koch는 18세에 헤르만 아인슈타인Hermann Einstein과 결혼하여 21세에 알베르트Albert를 낳았다. 훗날 천재 물리학자가 된 알베르트 아인슈타인의 이야기다. 21세기 지식인을 대표하는 언어학자 노암

촘스키Noam Chomsky는 21세에 결혼하여 27세에 MIT 교수가 되었다. 슬하에 딸 둘, 아들 하나를 두었다.

유대인인 아인슈타인과 촘스키는 젊은 부모에게서 태어났고, 그들도 젊어서 자녀를 낳았다. 이것은 임신과 출산에 있어서 인생의 좋은 시기를 놓치지 않는 유대 문화와 관련이 있다.

우리나라만 '빨리빨리' 문화로 유명한 것이 아니다. 이스라엘도 실행 속도면에서는 보통이 아니다. 우리가 떠오르는 발상을 곧바로 실행에 옮긴다면, 유대인은 행동하고 난 다음에 생각을 한다고 할까.

유대인이 시기를 미루지 않고 해치우는 일이 있다. 바로 결혼, 임신, 출산이다. 얼마나 빠른가 하면 20대 초, 중반에 결혼해서 서른 살 즈음되면 자녀가 보통 서너 명 정도가 된다. 이 속도로 가면 40대에 손주를 볼 정도가 되니 초고속이라고 할 만하다.

의학의 발달로 어느덧 난임이나 고령 임신의 문제도 해결 가능한 시대가 되었다. 머지않아 60세가 넘은 여성도 출산할 수 있는 시대가 올 것이라고 한다. 그러니 임신과 출산에 있어서 걱정할 게 무어냐고 할지도 모르겠다. 하지만 몸의 밸런스를 잃지 않고 자연의 시계에 맞추어 살면 자연은 우리에게 우수한 자손을 선물한다는 단순한 결론을 전제로 그 방안을 찾아봐야 하지 않을까.

결혼 적령기

유대인이 일찍 결혼해서 자녀를 많이 낳는 데에는 토라 신앙이라는 배경에 있다. 토라에 이러한 구절이 있다.

'네 샘이 복된 줄 알고, 네가 젊어서 맞은 아내와 더불어 즐거워하여라.'
잠언 5:18

'젊어서 낳은 자식은 용사의 손에 쥐어 있는 화살과도 같으니.' 시편 127:4

여기서 말하는 젊음이 몇 살 정도인지 논의한 유대 현인들은 결론을 내렸다.

'남자는 18세에서 24세 사이에 결혼해야 한다.' Mishnah Masechet Avot 5:21

이 지침은 중세 이전 시대에 만들어진 것으로 보고 있다. 당시 유럽 사회는 12~13세 어린 소년, 소녀들이 결혼을 강요당하고 있었다. 러시아의 경우 징집을 피하기 위해 남자아이가 13세가 되면 계약 결혼을 하곤 했는데, 평균 결혼 연령이 15세를 웃돌았다. 그러나 유대 사회는 15세 미만의 조혼을 금지하고 18세부터 결혼하도록 정했다.

심리 사회적 발달 이론으로 유명한 미국의 심리학자 에릭 에릭슨 Erik Erikson 은 18세가 자아 정체성을 형성하는 시기라고 했다. 사람마다 차이가 있으나 남자는 대체로 11~18세 사이에 테스토스테론이라는 남성 호르몬이 분비되어 남성성을 형성한다. 이 시기에 뇌하수체의 영향으로 정자가 만들어지기 시작한다.

유엔은 전 세계인의 체질과 평균 수명에 대한 연령을 다섯 단계로 나누어 발표했는데 0세부터 17세까지를 미성년, 18세부터 청년으로 구분했다. 대체로 18세가 되면 성인과 동등한 판단력을 가진다고 본다.

성숙 이론 Maturationall Theory 을 대표하는 미국의 아동 심리학자 아널드 게젤 Arnold Gesell 은 흥미로운 이론을 발표했다. 그는 아동의 행동 발달 주기를 0~5세, 5~10세, 10~16세 세 단계로 구분하는데 각각 생물학적 시간표를 가지고 있다는 점이 눈에 띈다. 인간의 행동 발달에는 이미 입력된 프로그램이 있다는 것이 게젤의 주장이다.

유대인은 하나님이 인체에 위와 같은 프로그램을 심었다고 믿는다. 토라는 이렇게 말한다.

'모든 일에는 다 때가 있다. 세상에서 일어나는 일마다 알맞은 때가 있다. 태어날 때가 있고, 죽을 때가 있다. 심을 때가 있고, 뽑을 때가 있다.'

전도서 3:1~2

출산에도 때가 있다

현대 의학은 신체 발달이 완성되지 않은 18세 미만의 출산과 함께 고령 출산은 미숙아를 낳을 확률이 높다고 지적한다. 세계보건기구WHO와 세계산부인과연맹FIGO은 고령 출산을 35세 기준으로 삼는다.

의학자들은 정자의 생산력이 가장 왕성한 시기는 10대 후반부터 20대 초반이라고 한다. 20대에는 건강한 정자가 90%인 반면 40세를 넘으면 그 수치가 50%나 떨어진다고 말한다. 고령 남성의 정자에는 돌연변이가 많고 DNA 코드에 결함이 있을 수 있다는 것이 의학계의 보고다.[1]

산부인과 명의로 알려진 박문일 박사에 따르면, 여성은 25세에 임신 능력이 최고치에 달하다가 30세부터 불량 난자가 늘어나기 시작하면서 자궁 내막이 얇아지고 수정란이 착상할 수 있는 환경으로부터 멀어진다고 한다.[2] 또 많은 의사들은 30세가 넘은 여성의 초산으로 자연 분만은 위험하다고 판단한다.

신경 계통의 선천성 기형아가 해마다 증가하는데 의료계는 그 원인으로 환경 공해와 고령 출산을 꼽는다. 의학의 발달로 이러한 문제들을 해결할 수 있으리라고 전망하지만, 개인이 부담해야 할 노력과 경제적 지출이 날로 늘어난다는 점도 사실이다. 자연의 시계를 잘 따르기만 해도 자연 임신으로 우수한 인재를 얼마든지 낳을 수 있다는 점을 상기하자.

이스라엘의 20대가
절대 놓치지 않는 세 가지

인생이라는 경주에 선 이스라엘 사람들은 스피드만 강한 것이 아니라 스타트도 엄청 빠르다. 남녀 모두 군복무를 마치고 20대에 공부, 직업, 결혼이라는 세 가지 대업을 동시에 수행한다. 스피드는 좋지만 스타트가 느린 우리와 달리, 이들은 일찌감치 스타트하여 다각적인 삶을 산다.

예루살렘에서 만난 예쉬바Yeshiva, 유대교 신학교 학생 아리에Arie는 26세인데 두 아이의 아빠다. 그의 친구 모쉐Moshe는 32세에 네 아이의 아빠다. 그들은 직업을 갖고 아이를 키우며 열심히 공부하며 살고 있다. 남편이 공부하는 동안 아내가 벌어서 밀어주고, 아내가 공부할 때 남편이 벌어서 돕는 품앗이 부부 학생들이 많다.

우리가 1대代의 자기 인생을 사는 동안에 그들은 여러 대 인생을 걸쳐 살아내고 있으니 정말 빠르다.

하르 하쪼핌의 하닷사 메디컬 센터 산부인과의 총 책임자인 드로릿 호크

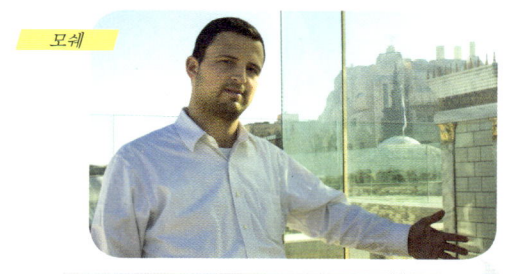

모쉐

저는 32세인데 네 아이의 아빠입니다.

너Drorith Hochner 박사를 만났다.

"20대는 가장 활동력이 왕성하고 우수한 정자가 생산되는 시기입니다. 나이가 들수록 정자의 생산력이 떨어져요. 결혼이 늦으면 자연 분만도 어려워집니다. 이스라엘에는 고령에 초산이 거의 없습니다."

드로릿 박사는 한국의 저출산을 염려하며 몇 가지 제안했다.

"정부의 복지 정책이 중요합니다. 한국은 스웨덴으로부터 배울 수 있습니다. 스웨덴도 저출산 문제를 안고 있는데 출산율을 늘리기 위해 출산, 육아 복지 제도를 잘 갖추고 있습니다. 그러나 젊은이들 스스로 결혼에 대한 의식을 일깨울 필요가 있습니다.

또 이스라엘의 교육에서 배울 점이 있을 것입니다. 한국은 좋은 직업을 갖기 위해 교육을 강조하지 않던가요? 이스라엘의 교육은 그렇지 않습니다. 가

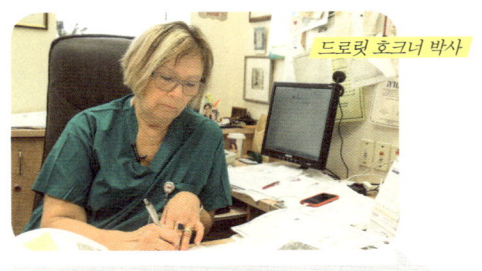

드로릿 호크너 박사

이스라엘은 젊은 부모들의 나라입니다.

정을 꾸리는 것이야말로 최고의 행복이라고 어릴 때부터 보고 배웁니다. 어렸을 때부터 제 꿈은, 엄마가 먼저 되고 그 이후에 직업을 갖는 것이었습니다. 이것이 임신과 출산에 관해 알려드릴 수 있는 비밀입니다."

이스라엘의 다자녀 출산은 조기 결혼 때문에 가능하다. 고대 이스라엘 사회에서 20세가 된 남자는 군대를 가든지 결혼을 하든지 선택해야 했다.

예루살렘에서 가족 치료 상담소를 운영하는 레나 레빈Lena Levin 대표는 유대인에게 '아이를 낳으면 교육비는 감당할 수 있을까'라는 걱정은 부질없는 것이라고 말한다.

"유대인에게 내일은 내일입니다. 내일 당장 어떻게 될지 누구도 몰라요. 오늘에 초점을 두고 최선을 다합니다. 우리는 오늘을 살아갑니다."

우리는 학업 때문에 결혼을 늦추고, 직장 때문에 출산을 미룬다. 인생 과업을 하나 마치는 데 거의 10년이 걸린다. 21세기의 키워드는 '통합, 융합, 혁신'

이다. 결혼과 학업과 직업 이 세 가지를 통합하는 젊은 창업가가 되는 건 어떨까. 우리는 이미 고령화 사회로 진입했다. 일찍 결혼해서 자녀라는 기업을 키워두는 것이 인생 후반에 훨씬 유리할 것이다.

2

이스라엘의
임신·출산·육아 인프라

이스라엘의 20대들은 결혼과 학업과 직업을 어떻게 다 놓치지 않을까? 육아는 어떻게 하는 것일까? 그들만의 방법이 있다.

할머니,
대학에 다니다

이스라엘은 작지만 보면 볼수록 재미있는 나라다. 아기를 데리고 등교하는 젊은 엄마 대학생과 더불어 할머니, 할아버지도 심심찮게 볼 수 있다. 젊은 엄마가 강의를 듣는 동안 할머니가 손주를 유모차에 태우고 복도를 왔다 갔다 하는 모습은 익숙한 광경이다. 쉬는 시간에 젊은 엄마가 아기에게 모유 수유를 하고 다시 공부하러 가면 할머니가 아기를 보는 것이다.

핵가족 시대에 맞벌이 부부의 육아는 쉽지 않다. 경제적 부담뿐 아니라 예기치 않은 일에 대처하는 능력이 부족해, 매사가 버거운 것이 사실이다. 그러나 이스라엘 청년들은 결혼과 학업과 직업 세 가지를 으깨어 하나로 뭉친 융합 인생을 살고 있다. 바로 조부모라는 지원병이 있기 때문이다.

예루살렘 히브리 대학교 복도에서 유모차를 끌고 다니는 쇼샨나Shoshana를 만났다. 4개월이 된 외손녀를 봐주느라 딸과 함께 대학에 다니고 있다. 38세인 딸 찌피Tzipi는 여섯 째 아이를 낳고 박사 과정 중에 있고, 사위는 직장에 다닌다.

"아기 돌보느라 힘들지 않으세요?"

"웬걸요, 아기는 축복이잖아요."

쇼샨나가 환하게 웃으며 대답했다.

열 다섯명의 자녀를 둔 랍비 모쉐 더취Moshe Deutch의 부인 바티야Batya는 다음과 같이 말했다.

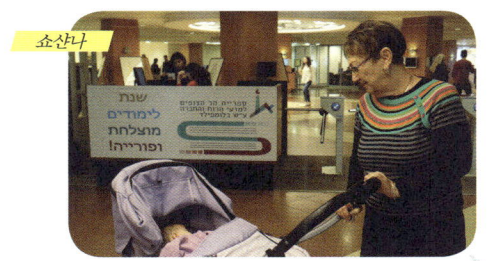

저는 딸이 다니는 대학에서 손녀를 봐줍니다.
아기는 우리 가정의 축복입니다.

"아기가 태어나는 것은 가정을 축복하기 위해서입니다."

그들은 조부모를 축복 관리 매니저로 여긴다.

수업을 마친 학생들이 복도로 쏟아져 나올 때면, 유모차를 끄는 할머니들도 여기저기서 함박웃음을 지으며 나온다. 조부모가 손주들을 보살피며 교육시키는 특수한 임무를 받은 사명자라는 인식은 토라에서부터 온 것이다.[3] 유대인들의 삶에서 교육은 종교의 한 부분이다.

은퇴한 노인과 아이는 세 가지 공통점을 갖는다. 첫째, 시간의 여유가 많다. 둘째, 사회적 책임으로부터 자유롭다. 셋째, 노인이 되면 어린아이와 같아진다는 것이다.

토라는 다음 구절로 노인에게 교사 자격증을 선사한다.

'곧 너와 네 아들과 네 손자들이 평생에 네 하나님 여호와를 경외하며 내가 너희에게 명한 그 모든 규례와 명령을 지키게 하기 위한 것이며 또 네 날을 장구하게 하기 위한 것이라.' 신명기 6:2

탈무드는 '노인은 인생에서 얻은 귀중한 지식과 체험과 지혜의 보물이 가득 들어 있는 가방과 같다'고 한다.[4] 유대인들은 오래된 것에 힘이 있다고 믿는다.

아빠, 조산사 자격증을 따다

이스라엘에는 1년 2개월 과정의 조산사 자격증 과정이 있다. 조산사는 약 250~300명 정도가 있다. 종종 아빠들도 조산술을 배우는 경우가 있다. 아내의 출산을 돕고 자녀를 자기 손으로 직접 받고 싶어서

이다. 이스라엘 아빠들은 참 극성이다.

내 친구 골란Golan은 두 아이의 아빠다. 그는 교육학 박사 과정을 밟으면서 네타냐에 있는 대학교에서 교무처장으로 근무하고 있다. 그의 아내는 텔아비브의 하이테크 전자 회사에 다니면서 일과 육아를 겸하고 있다.

골란의 집에 머물면서, 그가 몇 가지 일을 어떻게 통합하고 사는지 볼 수 있었다. 아침에 아이들을 유치원에 데려가는 일은 골란이, 저녁에 데리고 오는 일은 아내가 맡아서 한다. 한눈팔 새 없이 시간을 쪼개어 살고 있다. 엿새 동안 가족이 똘똘 뭉쳐서 살고, 일에서 완전히 해방되는 안식일을 손꼽아 기다린다.

이스라엘 남편들은 대부분 퇴근 후 곧장 집으로 달려간다. 부러울 만큼 가정에 충실하다. 아내가 저녁 식사를 준비하는 동안 남편은 아이들을 목욕시

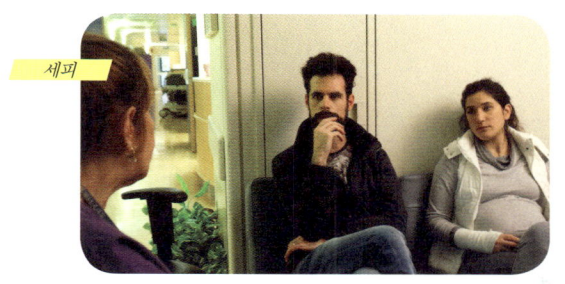

세피

아기는 이루 말할 수 없는 선물입니다.
마치 나도 출산한다는 심정으로 아내를 도와야 합니다.

킨다. 아이들에게 저녁을 먹인 후 공부를 봐주고 재운다. 이것이 보통 가정의 저녁 일과다.

엔케렘의 하닷사 메디컬 센터에서 만난 세피^{Sefi}는 20대로, 첫 출산을 앞둔 아내와 함께 다른 도시에서 예루살렘까지 산부인과 투어를 왔다. 분만할 병원을 정하기 위해 월차를 내고 아내와 함께 온 것이다.

"남자가 직접 아이를 낳는 건 아니지만, 할 수 있는 모든 일은 다해야 합니다. 아내 곁에 내가 있다는 것을 보여주고 싶어요. 병원에 데려다주고, 장모님과 자주 만날 수 있도록 돕고 있죠. 출산 후 우리 부부 인생에 새로운 장이 열리기를 기대하고 있습니다."

하르 하쪼핌의 하닷사 메디컬 센터 분만실 책임자인 하가이 암살렘$^{Haggai\ Amsallem}$ 교수는 이스라엘에서 남편의 역할이 무엇인지 들려주었다.

"출산을 앞둔 남편은 피치 못할 사정으로 멀리 떠나 있지 않은 한, 아내가 병원에 갈 때마다 동행할 뿐 아니라 선물을 준비해서 위로합니다. 아이를 낳을 때 곁을 지키며, 모든 위기 상황에 함께 합니다. 약 90%의 남편들이 출산에 힘을 보탭니다. 출산 후에는 양육에 관한 어떤 결정이든 부부가 함께 정합니다."

대학교, 엄마아빠를
물심양면으로 지원하다

히브리 대학교에 재학 중인 조하은 씨는 이스라엘에서 고등학교를 다녔는데, 그녀의 담임 선생님은 임신 막달이 되자 산전 휴가와 출산 휴가를 신청하여 4개월 동안 학교에 나오지 않았다. 대입 전형을 앞두고 우리나라 수능에 해당하는 프시코메트리The Psychometric Entrance Test가 다가온 상황이었는데도 학교측은 느긋한 반응이었다.

다행히 시험에 합격해서 대학에 들어왔더니, 이번에는 여교수가 산후 3개월 휴가를 신청하는 바람에 강의를 제대로 듣지 못하게 되었다. 그런데도 학생들은 별로 동요하지 않았다. 오히려 산후조리를 마치고 교수가 돌아오자 개선장군을 맞이하듯 학생들이 축하 박수를 보내며 파티까지 열어주는 것이었다.

이처럼 출산은 이스라엘 전체의 일이다. 공부는 혼자 알아서 해도 되는 것이지만, 출산만큼은 때를 놓치면 안 되는 중대 사안으로 여긴다.

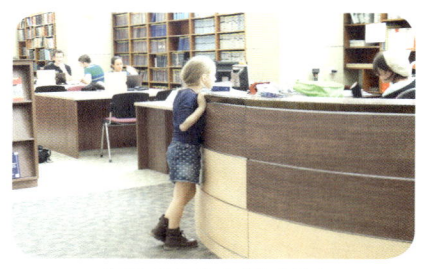

캠퍼스 곳곳에 아이들이 있다.

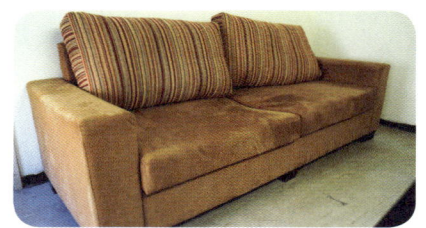

모유 수유실에는 소박한 안락의자, 기저귀 탁자, 냉장고가 있다.

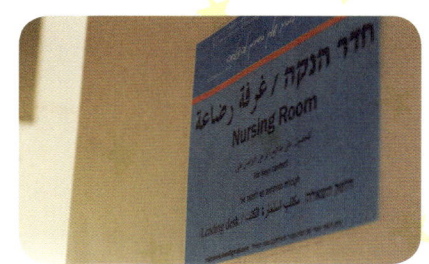

히브리대 모유 수유실 입구

히브리 대학교 부모 담당 교직원인 탈 캅투르Tal Kaptur에게 이스라엘의 대학교 정책에 대해 들을 수 있었다.

"이스라엘에는 고등 교육 위원회가 제정한 규정이 있어요. 모든 고등 교육 기관은 모유 수유실 및 보육 시설을 갖추어야 하고, 부모 담당 교직원을 임명해야 합니다. 부모 담당 교직원은 임신, 출산, 육아 상황에서 공부하는 학생들의 편의를 책임집니다. 모든 고등 교육 기관은 이 방침에 따라야 합니다."

이스라엘 정부는 여성이 학문의 영역에서 성공하기를 장려한다. 남성에 비해 여성이 학업과 육아를 병행하기 어렵다는 점을 인정하고, 제도적인 노력을 기울이고 있다.

대학교에는 교수뿐 아니라 부부 학생을 위해서 모유 수유실, 보육 시설, 가족 기숙사를 갖추고 있다. 강의실과 도서관에는 부모를 따라온 아이들이 돌아다니기도 한다. 아이를 업고 학교에 다니는 젊은 엄마, 아빠 학생이 수두룩하다.

히브리 대학교의 시드니 엔겔버그Sydney Engelberg 교수를 소개한다.

학생이 아기를 데리고 수업을 듣고 있었는데 아기가 칭얼대자 황급히 복도로 나가려던 참이었다. 이때 교수가 "나가지 말고 계속 수업을 들어라. 학생이 있어야 할 곳은 강의실이다."라며 아기를 학생 대신 품에 안은 채 열강을 한 모습이 화제가 되었다.

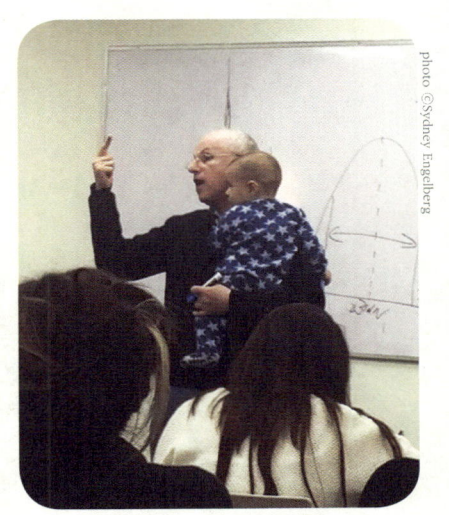

아기를 안고 강의하는 시드니
엔겔버그 교수

엔겔버그 교수는 수업 중에 학생의 아이가 칭얼대자
학생 대신 아이를 품에 안고 강의를 계속했다.

 **예루살렘 히브리 대학교 보육 시설**

    부부 학생을 책임지는 담당 교수의 지도하에 대학교 측에서는 부부 학생을 위한 보육 시설을 운영하고 있다. 안내 책자의 내용은 다음과 같다.

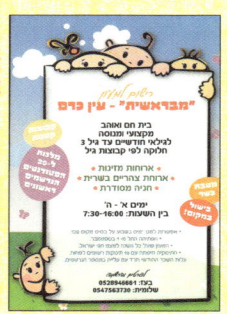

히브리 대학교가 학생의 아이를 돌봐드립니다.
어린 자녀를 둔 학생들에게 알립니다. 조용히 공부할 수 있도록 아이를 돌보는 시설이 캠퍼스 안에 마련되어 있습니다. 연령은 한 살까지입니다. 원하는 시간에 자유롭게 이용하세요. 부부 학생 담당 교수의 후원으로 학생회에서 비용의 일부를 지원합니다.
하루도 가능하며 계속해서 맡길 수도 있습니다.
일요일부터 목요일까지 문을 열며, 시간은 오전 8시부터 오후 4시까지 입니다. 가격은, 아주 매력적이니까 등록하러 오세요. 믿고 맡기고, 마음 놓고 학업에 전념하세요.

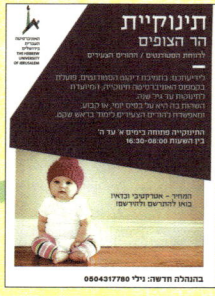

아기를 돌보는 집
2개월부터 3세까지 연령별로 돌봅니다. 정원이 차지 않아서 자리가 비면 일주일에 며칠 동안도 가능합니다. 오전반, 오후반이 있습니다.
일요일부터 목요일까지이며, 시간은 오전 7시 30분부터 오후 4시까지입니다. 공휴일을 제외하고 항상 개방합니다.
부엌이 있어서 신선한 음식을 직접 요리할 수도 있습니다. 등록비는 인원이 많을수록 내려갑니다. 선착순 20명까지 학생회 장학금이 나옵니다.

시대와 사회를 관통하는 생각,
유대인이 자녀를 많이 낳는 이유

이스라엘의 방송국은 출산 관련 보도에 적극적이다. 그 정도로 임신, 출산에 대한 유대인들의 관심은 뜨겁다. 공영 TV 채널10은 〈베이비 붐Baby Boom〉이라는 프로그램에서 분만 과정과 부부의 감동 어린 출산 스토리를 3년째 매주 생중계하고 있다. 제작진이 전국의 산부인과 병원을 찾아가 시설과 서비스를 소개하며, 담당 의사가 어떤 사람인지 낱낱이 공개한다. 그래서인지 병원끼리 경쟁이 치열하다.

모스크바 공항에서 만난 정통파 종교인 엘리야후가 말했다.
"결혼하면 적어도 아이 둘은 낳아야 합니다. 아들 하나, 딸 하나를 낳는다면 미쯔바(계명)를 지킨 셈입니다. 만약 내리 아들만 다섯을 낳거나, 딸만 여섯을 낳는다면 둘 다 미쯔바에 불순종한 게 되니까 많이 낳을 수밖에요."
랍비 요시Yossi도 비슷한 의견을 내놓았다.
"정부가 다자녀 출산 캠페인을 하지 않아도, 우리 유대인은 미쯔바를 지키는 민족이므로 이에 따라 자녀를 낳습니다."
이외에도 여러 사람들로부터 유대인의 출산 문화에 관한 이야기를 들을 수 있었다. 마알레 아두밈의 유치원 교사 이릿트Irit는 유대인이 아기를 많이 낳는 것이 미쯔바 때문은 아니라고 한다. 아들딸 하나씩만 낳아도 미쯔바를 이룰 수 있기 때문이다. 이스라엘 엄마들이 아기를 낳는 것은 나라를 위해서 여자로서 느끼는 책임감과 민족을 사랑하는 헌신 때문이라고 한다. 국가가 그렇게 해 달라고 요구하지 않았는데도 말이다.

이릿트의 장남, 사울Saul은 이렇게 말했다.

"이스라엘은 전쟁이 많은 나라예요. 국민으로서 책임을 느낍니다. 나라가 강요하지는 않지만, 출산은 결국 국가를 위한 일이지요."

골란은 유대인이 억압을 받을수록 더욱 번성한 민족임을 상기시켰다.[5]

"오늘날 이스라엘이 아이를 많이 낳는 것은 그만큼 어려운 상황에 놓여 있다는 증거이기도 해. 우리 부부는 아이가 둘이지만 나라를 위해서 한 명은 더 낳아야 하지 않을까 싶어."

드로릿 박사는 홀로코스트를 원인으로 꼽았다.

"이스라엘은 홀로코스트의 아픈 역사가 있습니다. 우리에게는 자녀를 많이 낳아 대를 이어가는 것이 너무나 중요합니다. 그 누구도 우리를 전멸시킬 수 없고, 우리는 결국 살아남는다는 것을 보여주는 일입니다."

이스라엘의 높은 출산율에는 정치적인 이유가 있다고 말하는 사람도 있었다. 밧트 얌Bat yam 고등학교의 지리 교사로 40년을 재직한 니심 알모그Nissim Almog는 지리, 역사, 고고학 박사이다. 그는 평균적으로 아랍 인들이 3.5명을 낳는데 유대인은 3명을 낳고 있으니 더 낳아야 한다고 주장한다.

모스크바 중앙 회당의 랍비 수장인 메이어 마네비츠Meir Manevich는 저출산의 원인이 자기중심적인 개인주의로 대표되는 서구 문명에 있다고 보았다.

"제가 보기에 서구에는 공동체 의식이 전혀 없어요. 내가 자녀를 낳지 않음으로써 공동체와 민족에게 어떤 결과를 초래할지 생각하지 않습니다. 그러나 우리 유대인들은 공동체 의식이 강합니다. 공동의 운명을 위해서 우리

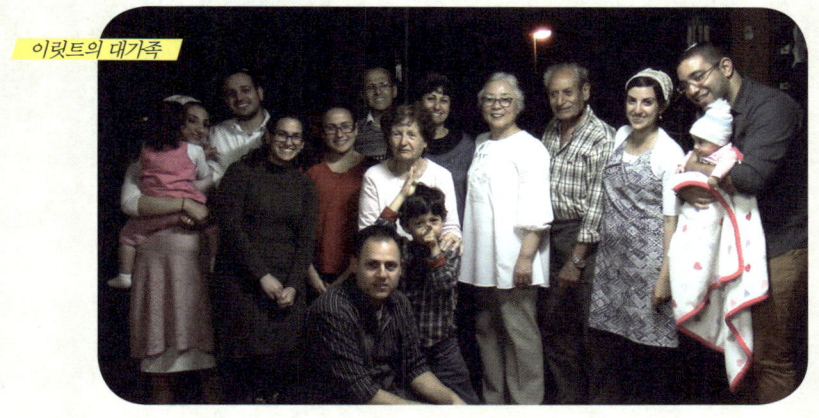

이릿트의 대가족

이스라엘은 전쟁이 많은 나라예요.
국민으로서 책임을 느낍니다.
나라가 강요하지는 않지만, 출산은 결국
국가를 위한 일이지요.

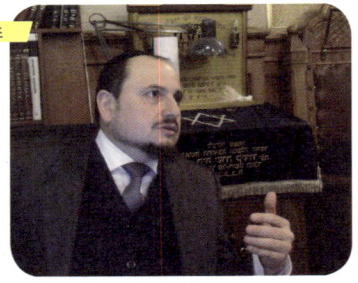

랍비 메이어 마네비츠

유대인들은 공동체 의식이 강합니다.
공동의 운명을 위해서
자녀를 낳습니다.

는 자녀를 낳습니다."

산모 모집 투어에서 만난 아디Ardi는 넷째 아이를 임신한 지 7개월째였다. 아디는 9남매 중 둘째이다. 어릴 때 형제가 많아서 재미있었고, 형제가 서로 도와줄 수 있으니 가족 분위기가 좋았다며 아이를 더 낳을 생각이라고 했다.

가족 치료 상담소를 운영하는 레나는 이스라엘의 높은 출산율을 문화적인 관점에서 설명했다.

"유대인의 다출산은 문화의 영향이지요. 이스라엘은 아이가 많은 여성이 존중 받는 사회이고, 임신한 여성과 아이를 키우는 여성을 대우하는 문화입니다."

레나는 교육 인프라라는 사회적 여건을 추가해서 들려주었다.

"비종교인은 박해의 역사를 거치면서 생존을 위해 낳아야 한다고 생각하고, 가정의 미래를 위해 출산합니다. 정통파 종교인은 '생육하고 번성하라'는

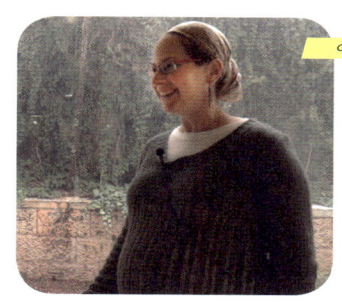

아디

넷째 아이를 임신 중인데,
아이를 더 낳을 생각이에요.
어릴 때 형제가 많아서 좋았어요.

미쯔바(계명)를 따르므로 자녀를 낳습니다."

이스라엘은 문화와 사회적인 지원으로 출산 여건을 구축하고 있다. 어린이 보호법과 교육, 부모 교육의 인프라가 잘 조성되어 있으며, 경제적인 지원까지 따라준다. 어딜 가나 아이를 잘 키울 수 있는 나라다.

폭우가 쏟아지는 지중해의 캄캄한 밤바다를 건너는 동안 고요한 기내에서 혼자 생각했다.

'왜, 유대인의 신은 자녀를 많이 낳으라는 출산의 계명을 만들었을까? 늘 어나는 인구를 어떻게 다 감당하라고.'

인구가 포화 상태가 되면 세상이 견뎌낼 수 없다는 사람들의 믿음과는 반대로 세상을 돌보고 사람을 돕고 사람의 필요를 공급하도록 사람이 만들어져야 한다는 것이 그들의 신념이다.

3
골든타임은
언제나 현재형이다

인생에는 언제나 '예외'라는 것이 있다. 결혼과 출산도 마찬가지다.

"누군들 하기 싫어서 안 하나요?" 그렇다. 세상만사가 다 내 맘대로 흘러가지 않는다. 그러나 늦었다고 생각하는 때가 오히려 적당한 때일 수 있다는 것도 인정하자.

더디다고
포기하지 말자

우리나라 산부인과는 개월별로 태아를 검진할 정도로 세분화되어 있다. 전문 의료진과 의술이 충분히 뒷받침하고 있으니 지레 포기할 필요가 없다. 건강 관리를 잘하고 의료 혜택을 받아 준비하면 고령 임산부라도 순조롭게 출산할 수 있다.

포기하지 않는 예비 부모들을 위해, 기운을 북돋을 수 있는 이야기를 하나 소개하겠다.

어린이집 원장인 현진이 엄마는 49세다. 자궁이 약해서 임신이 되어도 3개월을 넘기지 못하고 거듭 유산했지만 포기하지 않고 도전한 결과, 44세 늦은 나이에 건강한 사내아이를 낳았다.

고령 임산부인 현진이 엄마는 임신 기간 내내 아이가 유산될까 봐 굉장히 조심했다. 특별히 관리한 것은 산부인과 검진을 세 차례 나누어서 받고, 전문의의 지시 사항을 잘 지키는 일이었다.

고령 출산을 전문으로 하는 병원에서 임신을 준비했고, 그 다음에는 3~6개월 태아를 전문적으로 하는 의사에게 정기 검진을 받았다. 마지막으로 7개월부터 분만까지 해당 분야 전문의를 찾아가 출산까지 정기 검진을 받았다. 막달에는 임신성 고혈압이 생겨 위기가 있었으나 무사히 잘 넘기고 수술로 아기를 낳았다.

이처럼 고령 출산이어도 철저히 준비하면 건강한 자녀를 낳을 수 있다. 그러나 임신과 출산이 수월한 골든타임을 놓치지 않기를 권유한다.

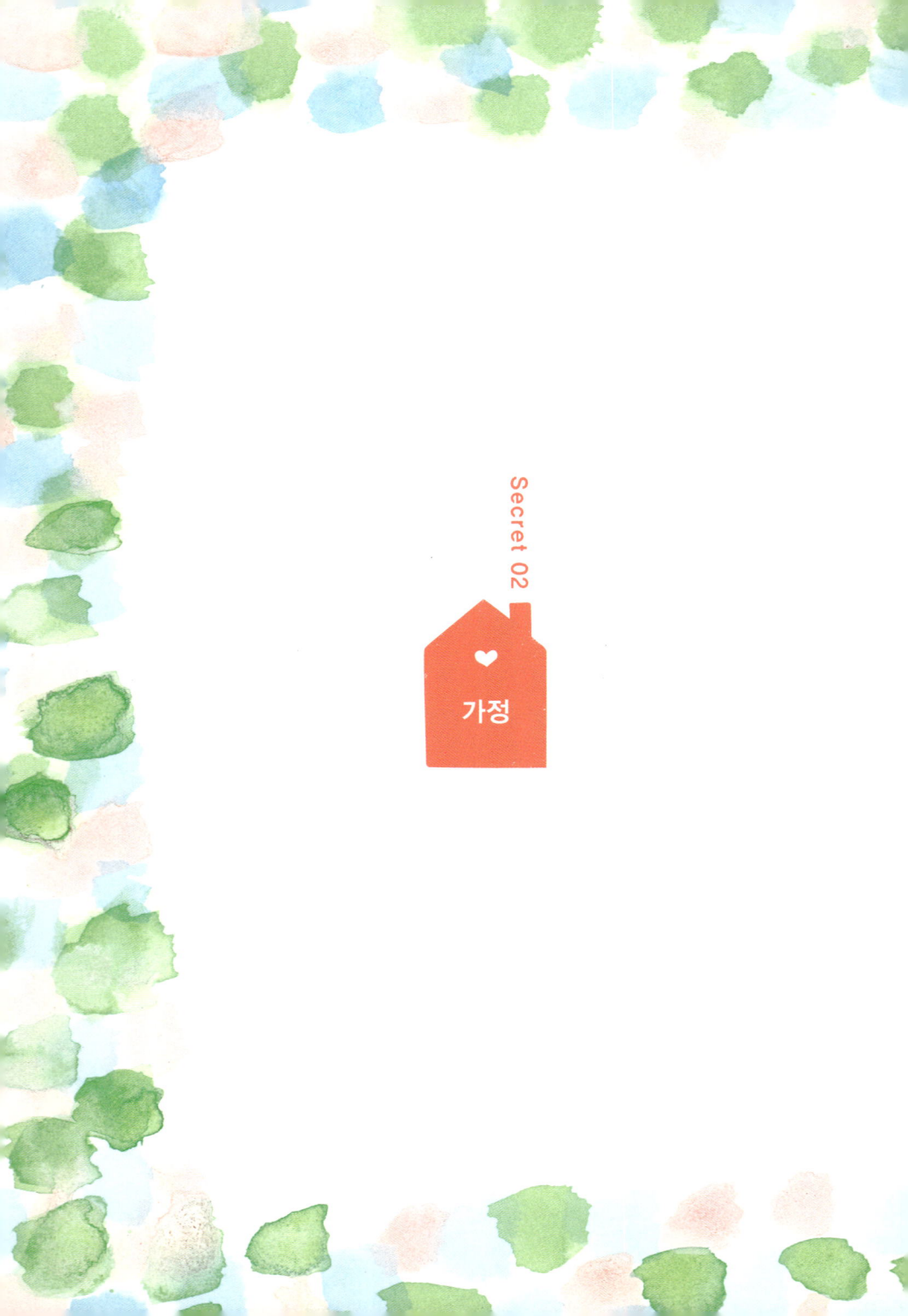

행복한 가정을 꿈꾸기

유대인의 결혼식
샬롬 바이트를 여는 세 개의 열쇠
결혼의 키워드는 행복이다

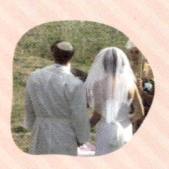

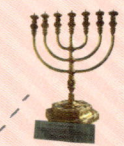

유대인에게 가장 중요한 장소는
가정과 회당, 학교이다.
그중에서 가정이 가장 중요하다.

– 랍비 마빈 토케이어

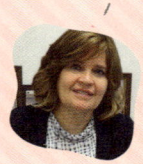

1
유대인의 결혼식

한가로운 갈릴리 호숫가를 끼고 엔게브 키부츠가 아름답게 자리하고 있다. 오순절(이스라엘 백성이 시내산에서 토라를 받은 날로 기념하는 명절)이 지난 목요일 오후에 이곳에 갔더니, 주민들 모두 결혼식 준비로 분주해 있었다. 석양에 식을 올리는 풍습대로 해가 저물어가는 늦은 오후, 갓 제대한 22세 모르드카이와 21세 아르벨의 결혼식이 있었다. 밀 추수를 마친 때라 그런지 결혼식장에는 여기저기 곡식 더미들이 동여매져 있었다.

오늘날 유대인에게는 특별한 결혼 시즌이 없다. 그런데 키부츠에 사는 유대인은 밀 추수를 마친 오순절 즈음 목요일 저녁에 결혼식을 올린다. 결혼 전통을 지켜내고 있는 것이다.

그 전통은 유대인의 조상, 보아스와 룻의 러브 스토리에서 유래되었다. 두 사람은 밀밭에서 사랑을 싹 틔우고 결혼하여, 유대인들이 존경하는 다윗의 조부모가 되었다. 그 후로 오순절에 결혼을 하면 다윗처럼 위대한 아이가 태어날 것이라고 믿었다.

그리고 목요일(다섯째 날)을 결혼 날짜로 택하는 이유는 토라에 그 답이 있다. 〈창세기〉에 보면, 이 날에 하나님이 물고기와 새들을 창조하고 '생육하고 번성하라'는 축사를 했다고 한다. 그래서 유대인들은 목요일에 결혼하면 자녀를 많이 낳는다고 믿는다.

유대인 결혼식에 담긴 의미

결혼을 운명이라고 여기던 시대가 있었다. 신념으로 살았다는 얘기다. 하지만 현대를 살아가는 오늘날은 어떨까? 미래학자 박영숙은 《2020 미래교육보고서》에서 미래의 가족 해체와 관련해 다음과 같이 말했다.[6]

'미래에는 아마도 유대인들만이 혈연으로 맺은 가족을 지키는 소수의 부류로 남게 될 것이다.'

랍비 마빈 토케이어 Marvin Tokayer 는 유대인에게 가장 중요한 장소로 가정과 회당, 학교를 꼽았는데 그중에서 가정이 가장 중요하다고 한다. 우수한 민족은 조상들이 오랜 경험과 지혜로 만들어 놓은 틀이라는 조형에 의해 살아가며, 그 귀중한 조형을 가르치고 전하는 장소가 바로 가정이라고 한다.[7]

신랑이 입는 흰 옷

결혼식 때 신랑은 가정의 제사장(성직자)이 된다는 뜻에서 결혼식의 전통의상 키텔 kittel 을 입는다. 키텔은 흰색 옷으로 정결을 상징한다. 아버지는 신랑이 될 아들에게 키텔을 입히며 새로운 생활이 고결하고 깨끗해야 한다는 점을 강조한다. 유대인 남자들에게 결혼은 거룩한 예식이며, 신의 부름에 응답하는 신성한 의무인 것이다.

움직이는 예식장

후파chupa는 네 기둥이 받치고 있는 커다란 휘장이다. 이 후파만 있으면 예식장이 따로 필요 없다. 커다란 천 하나를 결혼식장으로 활용하니 검소한 예식이다. 하지만 깊은 의미가 담겨 있다.

유대 남자들은 기도할 때 머리에 탈릿tallith이라는 숄을 두르는데 후파는 이

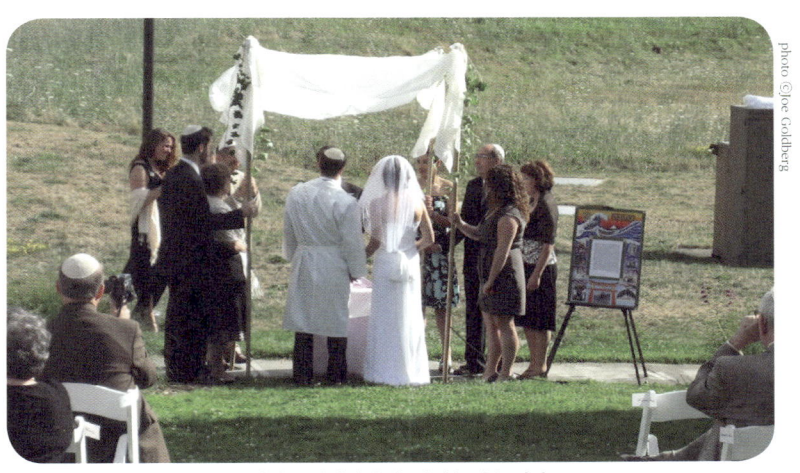

움직이는 예식장 후파, 키텔을 입은 신랑

탈릿을 상징한다. 결혼식 때 이것을 신부 머리 위에 펼쳐 보이는데, 신부를 잘 보호하겠다는 신랑의 의지를 상징한다. 양가 부모님은 새 가정의 든든한 기둥이 되겠다는 뜻에서 후파의 네 기둥을 하나씩 붙들고 서 있는다.

이천 년 된 결혼 증명서에 사인하기

모르드카이의 결혼 주례를 맡은 랍비가 마침내 결혼 증명서인 케투바를 들고 나타났다. 랍비는 예식을 시작하기 두어 시간 전에 증인 두 명의 입회 아래서 신랑에게 케투바의 내용을 자세히 설명해준다. 증인은 가족이 아닌 사람이어야 하며, 신실한 유대교인이어야 한다.

케투바는 신랑 신부의 몸가짐과 의무를 다짐하고, 서로의 도덕적 책임을 기억하게 하는 문서이다. 랍비는 신랑에게 꼼꼼히 한 문장씩 설명하고 신랑의 사인을 받는다. 예식 때 신랑이 하객들 앞에서 케투바를 낭독하고 신부에게 주면 신부는 이를 잘 간직해야 한다. 신부가 법적으로 보호받을 수 있는 중요한 문서이기 때문이다.

케투바의 내용을 간략히 요약하면 이렇다.

> "그녀는 모세와 이스라엘의 법에 따라 나의 아내가 되는 것으로, 나는 아내를 위해 일하며 아내를 존경하고 부양하고 지켜줄 것입니다. 우리 유대 조상들이 아내를 위해 봉사하고 일한 것처럼, 신실하게 부양하고 존경한 것처럼……. 나도 아내에게 그렇게 할 것입니다."

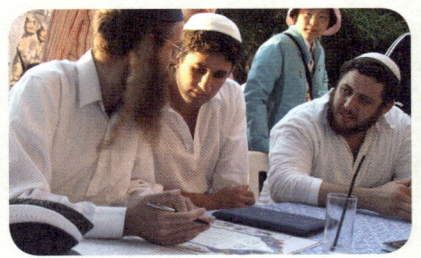

결혼 증명서 케투바를 두고
랍비가 신랑에게 설명하고 있다.

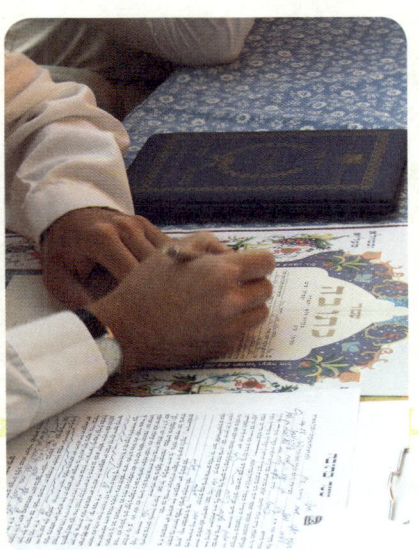

신랑이 케투바를 작성하고 있다.

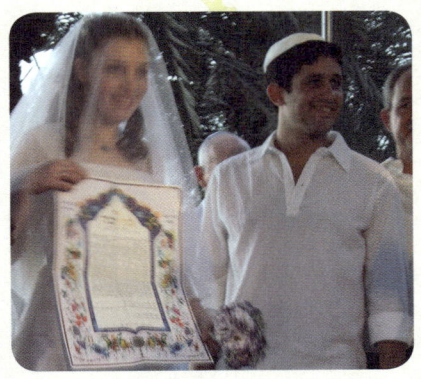

신부는 케투바를 잘 관리해야 한다.

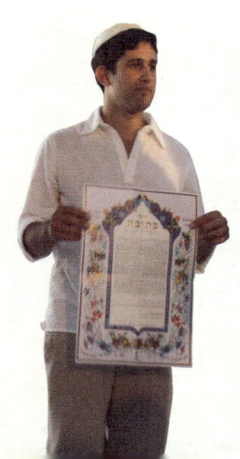

신랑은 아내에게 매달 생활비를 얼마나 지급할 것인지 케투바에 적는다. 이혼할 경우 남편이 아내에게 줄 위자료 금액까지 쓰는 항목도 있다.(OECD 통계에 따르면 이스라엘의 조이혼율은 1.7% 정도인구 1000명당 이혼 건수로 여타 선진국에 비해 낮은 편이다.[8])

케투바는 BC 80년에 쉬몬 벤 쉐타흐 Simon ben Shetach라는 유대 지도자가 만든 것이다. 이천 년 전에 작성된 이 문서가 오늘날까지 유효하다는 것이다.

흠 없이 순수한 결혼반지

신부가 후파 안으로 들어오면 신랑은 신부의 오른손 검지에 반지를 끼워준다. 그리고 "이 반지로 저의 신부가 되었음을 인정받았습니다."라고 공포한다. 유대 사회에서 반지는 민족과 가족의 연결된 고리를 뜻하며, 오른손 검지는 진실을 상징한다.

반지는 장식이 없는 것이어야 하는데, 신부만큼 가치 있는 존재는 세상에 없으며 그 어떤 값비싼 반지로도 신부의 가치를 계산할 수 없다는 의미가 있다. 반지에 장식을 하거나 보석을 박으려면 흠이 생기게 되는데 결혼반지는 어떤 흠도 없이 순수해야 한다는 뜻도 있다. 예물은 검소하지만 그 속에는 보석 이상의 가치가 담겨 있다.

랍비의 주례비는 얼마?

이스라엘에서 한 한국 여성이 유대인과 결혼했다. 신혼여행을 다녀온 신부는 주례를 한 랍비에게 답례비를 가지고 인사하러 갔다. 랍비는 의아해하며, 주례를 했다고 랍비가 돈을 받으면 유대의 전통에 어긋난다고 했다.

"그 돈으로 어려운 이웃에게 기부하고, 그 증거로 영수증을 주세요."

유대 사회가 풍족하고 행복한 것은 바로 이런 나눔의 풍습이 있기 때문이 아닐까.

여성의 지위

유대 사회는 여자가 결혼식을 치르고 신혼여행을 다녀오면 '니수인^{nissuin}'으로 존중받는다. 니수인은 신분 상승을 뜻한다.

또 여성이 출산을 하면 사회적인 지위가 높아지고, 매사에 남편의 에스코트를 받으며 존귀한 대우를 받는다.[9]

샬롬 바이트를 여는
세 개의 열쇠

'샬롬 바이트shalom bayit'는 히브리 어로 '평안이 깃든 집'이다. 이스라엘에서 찾아온, 샬롬 바이트를 여는 세 개의 열쇠가 있다.

유대 사회에는 건강한 가정인지 아닌지를 확인하는 바로미터가 있다. 유대 민족을 상징하는 메노라Menorah, 일곱 촛대는 가정의 일곱 가지 요소를 의미하기도 한다. 예배, 교육, 번성, 선행, 친교, 연합, 봉사 이렇게 일곱 가지가 있으면 건강한 가정이다. 유대인들은 매주 금요일마다 밥상에서 이 중 여섯 가지를 실천한다.

이 중에서 예배와 교육을 신념으로, 번성을 아이들로, 선행·친교·연합·봉사를 묶어서 사랑으로 표현해 보았다. 예배와 교육은 신념을 강화시키며, 아이들은 미래의 소망이 된다. 선행·친교·연합·봉사는 사랑에서 나온다. 이 셋을 다시 한 마디로 표현한다면 행복이 아닐까.

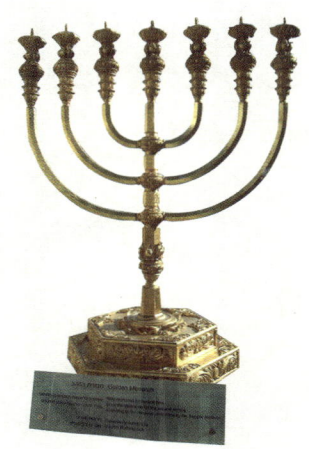

예루살렘 올드시티에 세워진 메노라

메노라는 가정의 일곱 가지 요소를 의미하기도 한다.
예배, 교육, 번성, 선행, 친교, 연합, 봉사
이렇게 일곱 가지가 있으면 건강한 가정이다.

첫 번째 열쇠
'신념'

히브리 어로 혼인을 '키두쉰kidushin, 신성하다'이라고 한다. 유대인의 가정생활은 결혼이 하나님과 맺은 신성한 계약이라는 믿음에 기반을 두고 있다.

중매인 천사

유대 부모들이 아이들과 나누는 대화 중에 이런 이야기가 있다.

엘리야후: 아빠랑 엄마가 어떻게 만나서 결혼하게 되었어요?

아　　빠: 하쉠HaShem, 하나님을 모시는 천상의 비서들 중에 인간의 혼사를 맡은 중매 전문 천사가 있단다. 바스콜Bath kohl이라는 천사야. 하쉠이 아기 영혼을 엄마 배 속에 넣기 전에 말이다. 사내 아기를 보내실 뜻이면 이 아기가 엄마에게 도착하기 40일 전에 하늘의 바스콜에게 성명서를 발표할 기회를 준단다.

엘리야후: 뭐라고 발표하는데요?

아　　빠: "이 아이는 아무개 집의 딸과 결혼하게 될 것이오."라고 하는 거지. 그러니까 네가 어떤 여자를 만나 결혼하게 될지 이미 하늘이 정해두었다는 얘기지.

엘리야후: 그것이 하늘의 뜻인지 아닌지 내가 어떻게 알 수 있어요?

아　　빠: 그래서 우리 유대인은 아들이 태어나면 8일째 날부터 배우자를 찾아 달라는 기도를 시작하는 거란다.

유대인은 '바쉐렛Bashert, 하늘이 운명적으로 맺어준 인연'이라는 표현을 쓴다. 유대인은 결혼을 바쉐렛으로 믿고, 운명적 만남을 신념으로 여기며 살아간다. 가정을 지키려면 사랑과 함께 꿋꿋한 신념faith이 필요하다는 의미가 아닐까.

신념을 강화시키는 방법

유대인의 가정에서 샬롬 바이트(평안이 깃든 집)를 지키는 첫 번째 열쇠인 신념은 예배와 교육을 통해서 강화된다.

유대인에게 가정은 '미크다쉬 미엣(작은 성소)'이라는 개념에서 시작되며, 하나님에 대한 헌신의 장소이다.

유대인에게 예배와 교육은 일상 생활이다. 밥 먹는 것도, 침실에서의 성생활도, 목욕하는 것도 그 자체가 예배다. 잠자고 일어나는 것도 예배와 교육이다. 예배는 하나님께 드리는 감사뿐 아니라 인간과 친밀하게 나누는 화해와 축복도 의미한다. 일상생활에서 일어나는 예배와 교육이 가족의 영혼을 하나 되게 한다.

목욕 예배

전통적으로 유대 사회에는 부부가 지켜야 하는 엄격한 계명이 있다. 그중 부부 사이에 성관계를 금지하는 '가족 순결 계명'이라는 뜻의 '타하랏 하미쉬파카Taharat HaMishpacha'가 있다.

아내가 월경을 하는 기간에는 분방하라는 계명이다. 월경이 끝났다고 이 계명에서 자유로워지는 것은 아니다. 자궁 내에 남은 불순물이 완전히 다 나와서 깨끗해질 때까지 기다려야 한다. 이 기간을 '니다niddah'라고 한다. 니다는 '피로 인해 더럽다'는 뜻이다.

월경 후 거즈에 핏물이 묻어나오지 않으면 니다의 계명에서 해제된다. 그 날은 미크베(목욕 예배: Secret 3에서 자세히 다룸)를 할 수 있다. 이 특별한 목욕 예배를 하고 나서야 부부가 합방을 할 수 있다.

여섯 아들의 엄마인 케드바는 미크베가 부부에게 특별한 경험을 선사한다고 한다.

"우리는 한 달에 14일 정도의 니다 기간 동안 서로를 터치하지 않습니다. 니다가 끝나기를 손꼽으며 서로를 그리워하다가 미크베 날이 되면 마치 신혼처럼 설레지요. 부부가 서로에게 얼마나 소중한 존재인지 깨닫기도 하고요. 신비롭습니다."

이들은 토라의 계명을 지키는 믿음으로 매달 신혼의 기쁨을 누린다. 부부 간에 매월 일정한 시간의 거리 두기는 부부애를 더욱 견고하게 한다.

> '남편은 아내에게 너무 익숙해져서 아내를 지겨워하게 된다. 토라는 아내가 남편에게 신혼 때처럼 사랑스런 여자로 남아 있게 하기 위해서 매월 일정한 날들 동안 부부간의 성관계를 금했다.'
>
> —탈무드 니다Niddah 31b

유대인이 사는 곳에는 어디나 미크베실이 있다. 회당 뒤뜰에 마치 비밀의 화원처럼 숨어 있다.

신념을 강화시키는 이미지 교육

케드바의 집 현관에 들어서면 정면에 금장식으로 새겨진 아름다운 구절이 눈에 확 들어온다.

'쉬마 이스라엘이스라엘아 들으라' 아이들이 하루에 수도 없이 현관을 드나들면서 이 구절은 자연스럽게 머리와 가슴, 영혼에 새겨질 것 같다.

유대인에게 교육의 중심은 학교가 아니라 가정이다. 보고 듣고 느끼는 일상의 교육이 더 중요하다. 가정 교육은 보이지 않는 잠재적 교육 과정 hidden curriculum이라는 뜻에서 '이미지 교육'을 중요시한다. 유대인의 가정 교육이 바로 그것이다.[10] 가정은 가족의 정신을 하나로 묶는 이미지 교육의 장이다.

최초의 교사는 부모

토라는 전 세계 유대인들의 삶의 지침서이자, 교과서다. 그러므로 유대인 부모는 토라에 있는 하나님의 명령을 자녀에게 가감 없이 전달하는 의무를 가진다.

유대인 가정은 분명하고 확고하고 절대적인 규범이 있다.(예를 들면, 십계명이 있다.) 부모는 자녀에게 바른 것이 무엇인지 알려주고 훈련시킨다. 전달 방법도 독특하다.

마알레 아두밈의 교육청장을 지낸 다비드David는 중요한 일이 있을 때마다 아내와 먼저 의논한다. 그 후에 아버지가 맏이에게 가르친다. 맏이는 바로 아래 동생에게 반드시 전달해야 한다. 이렇게 자녀들은 막내까지 전달하는 과정에서 자동으로 복습 과정을 거치게 된다.

자녀들끼리 배운 것을 서로 가르치고 설명하는 것은 생생한 교육이다. 동생에게 설명하다보면 가르치는 기술이 발전하고 내용을 좀 더 분명히 이해하게 된다. 이런 교육 방식으로 가족의 신념이 일치되고 신뢰는 더욱 쌓인다. 그들은 똘똘 뭉친다.

두 번째 열쇠 '아이들'

4~5세 아이들을 데리고 버스 여행을 한 적이 있었다. 버스가 터널에 들어서면서 캄캄해지자, 갑자기 아이들이 '와아아~!'하고 소리를 질렀다. 교사들은 아이들을 진정시키느라 진땀을 뺐지만, 아이들은 터널이 신기했던 것이다.

우리는 이러한 아이들을 보고 생기生氣발랄하다고 한다. 바이오란 이 생기를 말하는 것이다. 아이들이야말로 행복의 바이오다.

행복을 퍼뜨리는 생기

솔로몬은 '소가 없으면 구유는 깨끗할 것이다. 하지만 소의 힘으로 얻는 것이 많다'고 했다. 마찬가지로 아이가 없는 집은 깨끗하지만 아이가 있으면 얻는 것이 많다. 우선은 기쁨이다. 활기活氣가 넘치는 집을 선사한다.

아이들은 바이오 생산자들이다. 그러므로 아이들은 분명 부부에게 활력을 주는 엔진이며, 가정의 동력이다. 부모가 아이들을 지켜주고 보호해주는 역할을 하지만, 알고 보면 아이들이 부모에게 지켜주고, 채워주는 것이 더 많다.

기쁨의 원천

하닷사 메디컬 센터에서 만난 쥴리아(Julia)는 하루 전에 셋째 아이를 수술로 출산했다. 그녀에게 아이들을 기르려면 돈이 많아야 할 텐데 괜찮으냐 물었더니, 아이들이 많을수록 더 많이 벌게 된다고 말했다.

"사람마다 행복의 기준과 가치는 다를 수 있어요. 어떤 사람은 통장에 돈이 많아야 행복하고 보람을 느낍니다. 아이를 기르는 것이 힘들고 경제적으로도 충분치 않을 때도 있지만, 물질이 사람을 행복하게 하지 않아요. 유대 부모들에게 최고의 기쁨은 아이들에게 그리고 가정에 있습니다. 이 기쁨은 삶의 의욕이고 원천입니다."

마음의 한 자리

랍비 부인 바티야는 53세로 자녀 열 다섯을 낳은 엄마이다. 나이에 비해 젊음을 유지하고 있어서 그 비결이 궁금했다. 어쩌면 저렇게 얼굴이 평화로울까? 첫아이를 21세에 낳고 40세까지 모두 3남 12녀를 둔 그녀의 이야기는 이렇다.

"어릴 때 우리 집은 식구가 적어서 항상 대가족이 부러웠어요. 아이는 하나님이 주는 선물이기 때문에 열다섯 명까지 낳게 되었습니다.

아이들이 많으면 시끄럽고 복잡할 것이라고 생각하지만 오히려 기쁜 일이 더 많아요. 아이들은 세상에서 제일 큰 기쁨입니다.

첫아이를 낳고는, '이 아이가 너무나도 사랑스럽고 예쁜데 다른 아이를 또 낳을 수 있을까? 하나만 낳아도 이렇게 기쁘고, 마음을 다 채우는데 다른 아

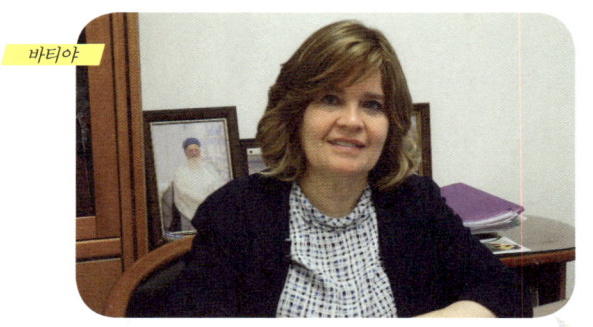

바티야

아이를 낳을수록 엄마의 마음의 한 자리가 넓어집니다.

이를 품을 공간이 있을까?'하고 생각했습니다. 그런데 아이가 한 명 한 명 태어날수록 마음의 한 자리가 넓어졌습니다. 아이가 많을수록 유대인으로서, 엄마로서 마음이 넓어지고 생각하는 것과 판단하는 것에서도 넓어집니다."

화살통에 가득한 화살

토라는 자식을 기업이라고 했을 뿐 아니라 부부 합작 회사의 유리한 정보까지 제공한다.

'젊어서 낳은 자식은 용사의 손에 쥐어 있는 화살과도 같으니, 그런 화살이 화살통에 가득한 용사에게는 복이 있다. 그들은 성문에서 원수들과 담판할 때에, 부끄러움을 당하지 아니할 것이다.' 시편 127: 4-5

위 구절에서는 부모를 활 쏘는 자로, 자녀를 화살통에 가득한 화살에 비유

했다. 자녀가 적은 부모는 한두 개의 화살로 승부를 거는 궁수처럼 피나는 노력으로 탁월한 명사수가 되지 않으면 낭패한다는 불안감을 안고 살아가는 것이다.

세 번째 열쇠
'사랑'

누군가 '유대인의 사랑과 결혼'에 관해 말해 달라고 한다면, '노래 중에 노래'라는 뜻의 〈쉬르 하쉬림Shir HaShirim, 아가서〉을 읽으라고 권하고 싶다. 이 책은 사랑을 이렇게 정의한다.

'바닷물도 그 사랑의 불길 끄지 못하고, 강물도 그 불길 잡지 못합니다. 남자가 자기 집 재산을 다 바친다고 사랑을 얻을 수 있을까요? 오히려 웃음거리만 되고 말겠지요.' 아가서 8:7

사랑을 히브리 어로 '아하바ahavah'라고 하는데, '나는 준다'라는 뜻이다. 우리말에도 '받고 주다'가 아니고 '주고받다'라는 표현이 어순이 맞다. 사랑은 주고받아야 오래간다.

소 두 마리가 한 멍에를 지고 밭을 가는 모습을 상상해보자. 오른발, 왼발, 서로 보폭을 맞추지 않으면 어떻게 될까? 서로를 들이받아서 피차 상처만 입는다. 협력하고 양보하면 밭은 풍요로워질 것이다.

유대인에게 결혼은 두 마리의 소처럼 한 멍에를 지는 창조적 관계다. 멍에는 귀찮고 불편하지만 마음이 잘 맞으면 창조적인 시너지 효과를 낼 수 있다.

'주고받는다'는 말에는 이미 '상생'의 개념이 있다. '준다'는 전제에는 헌신과 희생이 있다. 사랑은 본래 뜨겁기 때문에 언젠가는 식는다. 다시 데우려면 사랑이라는 헌신이 필요하다.

탈무드에는 결혼을 '무덤'이라고 표현했다. 왜 죽음으로 표현했을까? 다 이유가 있다. 결혼은 죽도록 사랑하고 죽도록 섬긴다는 '헌신'을 주제로 하기 때문이다.

소명 받기

예비 신랑 신부는 결혼식을 올리기 전, 안식일에 회당에 나가 가정을 위해 헌신하겠다고 선포하는 헌신 예배를 한다. 이 의식을 '아우프루프Aufruf'라고 부르는데 가정을 섬기라고 보내는 파송식이다. '아우프루프'는 '토라 앞으로 불러 세우다'라는 뜻이다. 이날, 예비 신랑은 토라 앞에서 가정의 제사장(성직자)이 된다는 소명을 받는다. 하나님을 대신해서 가족의 의식주와 자녀 교육을 책임지는 소명이다.

아우프루프 예배를 마치면 참석한 이들이 다산과 행운을 상징하는 쌀, 아몬드, 사탕을 예비 신랑 신부에게 던지며 축하한다. 이날의 덕담은 하나같이 '생육하고 번성하라'는 축원이다.

미크다쉬 미엣 ^{작은 성소}

오래전 TV 프로에서 초등학생에게 '가족이란?'하고 묻고 대답하는 장면을 본 적 있다. 한 아이가 씩씩하게 대답했다.

"가족이란 함께 사는 사람이에요."

"그럼, 강아지도 가족일까요?" 진행자가 물었다.

"함께 사니까 강아지도 가족이지만 할아버지 할머니는 함께 살지 않으니까 가족이 아니에요."

문득 이스라엘 유치원에서 만난 일곱 살짜리 꼬마가 생각났다.

"우리 집에는 일곱 영혼이 살아요."

나는 깜짝 놀랐다. 어린애가 가족 한 사람, 한 사람을 영적인 존재로 이해하고 있다니! 어떻게 그런 생각을 하게 되었을까?

유대인들에게 가정은 단지 함께 먹고 자는 집단이 아니다. 그들이 가정을 '미크다쉬 미엣(작은 성소)'이라고 부르는 데는 서로를 섬기는 희생의 공동체라는 의미가 기초한다.

화해의 장소

집이라는 한 울타리에서 살다 보면 가족끼리 부딪칠 일이 많다. 가정의 평화를 지키기가 얼마나 힘든지 우리는 잘 안다. 어떻게 하면 가정이 평화로울 수 있을까? 유대인들의 샬롬 바이트(평안이 깃든 집)에는 다 비결이 있다.

'집 안방에 있는 네 아내는 열매를 많이 맺는 포도나무와 같고, 상에 둘러앉은 네 아이들은 올리브 나무의 묘목과도 같다.'

유대인의 노래 중에 가정의 평화를 노래하며 밥상의 아름다움을 그려낸 시 구절이다.

매일 유용하게 사용하는, 없으면 절대 안 되는 가족 공용의 가구는 바로 따뜻한 음식이 차려지는 밥상이다. 유대인들은 고급스럽고 커다란 밥상에서 밥을 먹는다. 그들에게 밥상은 가족의 대화의 장으로, 공부하는 책상으로, 밥 먹는 상으로, 손님 접대실로 유용하고 실용적인 가구다.

　무엇보다 화해 장소가 밥상이다. 각자 바쁘게 사느라고 서먹해진 부분도 있고, 부모 자녀 사이에 어쩌면 토라진 채 감정을 숨기고 일주일을 지냈을지도 모른다.

　아빠가 가족 모두에게 포도주를 따라주면 화해의 건배를 나눈다. 지난 일주일 동안의 "모든 일을 용서하자!"라고 하면 모두 잔을 들고 "아멘, 할렐루야."로 응답한다. 이날 고백하는 모든 잘못이나 실수들은 무조건 다 용서받고 용서한다.

　　사랑의 충전소

　　세 가닥으로 꼬은 특별한 빵
　　커다란 밥상에 가득 차려진 따뜻한 음식들
　　가족 수만큼 켜진 촛불
　　하얀 식탁보
　　향기 나는 꽃
　　감미로운 포도주

엄마는 여왕처럼 식탁 중앙에 앉아서 아이들과 남편에게 일주일 동안 가족을 위해 봉사한 치하를 받는다. 매주 아내에게 고마움을 표현하는 공식적인 예식이다. 그리고 나서야 아빠는 아이들을 축복한다. 집안에 아내가 우선이라는 뜻이다.

하나님께 드리는 감사의 칭송, 음식에게 고마움을 선사하는 축사, 가난한 이웃에게 주는 동전 한 닢의 기부 등 기쁨과 감사로 가득 찬 밥상이다.

밥을 먹으며 나누는 대화는 정해져 있다. 서로 한 주간 동안 무슨 좋은 일이 있었는지 이야기하며, 좋은 일들을 오래 기억하기로 한다. 밥상은 가족이 뭉치는 연합의 장이다. 주말마다 방전된 가족 사랑을 재충전한다. 따뜻한 음식은 스트레스를 풀어주고 여유로운 마음을 준다. 밥상은 사랑의 충전소다.

함께 밥 먹는 날

이스라엘은 일주일에 한 번 가족 모두가 밥상에 모여서 밥 먹는 날이 있다. 이 전통은 수천 년 동안 유대인의 가정에서 오늘날까지 이어져 왔다.

매주 금요일 오후 기숙사 학생들과 부대의 군인들도 예외 없이 가족과 밥을 먹기 위해서 부지런히 집으로 돌아간다.

금요일 오후가 되면 아빠와 손을 잡고 회당에 가는 아이들을 흔하게 볼 수 있다. 하나님의 축복을 받아다가 온 가족에게 나누기 위한 아빠의 가족 사랑 모습이다.

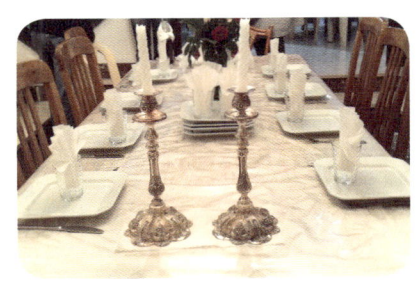

안식일, 저녁을 맞이할 준비

3
결혼의 키워드는 행복이다

가정에는 결혼 정보의 잠재적 교육 과정hidden curriculum이 있다. 가정에서 자녀의 미래에 일어날 일들을 부모가 미리 보여주기 때문에 리허설의 장이라고 할 수 있다.

키부츠
십대들의 꿈

갈릴리에서 승용차로 30분 남짓 거리에 세데 엘리야후 키부츠가 있다. 이곳 샤케드Shaked 고등학교 2학년에 재학 중인 에덴Eden과 탈Tal을 만나 이야기를 나눈 적 있다.

에덴과 탈은 여학생이지만 고등학교를 졸업하면 군에 의무적으로 입대해야 한다. 제대 후에는 취업과 결혼을 하고 공부도 많이 할 계획이라고 한다.

이스라엘의 십대들은 가정에서 부모와 친척들의 삶을 보며 결혼을 자연스럽게 배운다. 토라에는 결혼에 관한 이야기가 많이 나오는데, 어려서부터 학

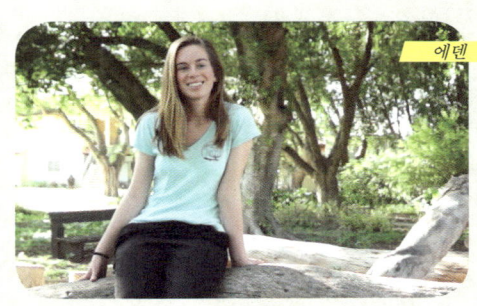

저는 나중에 자녀 다섯 명은 낳고 싶어요.

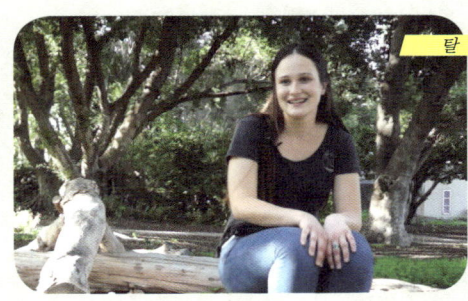

제대하는 사촌 언니가 곧 있으면 결혼하는데, 부러워요.

이스라엘은 아기가 태어나면 축복으로 여기고,
온 친척과 이웃들이 적극적으로 나서서 돕는다.
출산 비용은 정부에서 지원해주고, 지인들이 아기를
목욕시키거나 산모의 산후조리를 도와주기도 한다.
이스라엘의 십대는 이러한 삶을 어릴 때부터 자연스럽게 접한다.

교에서 토라를 배워서인지 결혼이 하나의 꿈처럼 인생 계획에 담겨 있다.

이스라엘은 아기가 태어나면 축복으로 여기고, 온 친척과 이웃들이 적극적으로 나서서 돕는다. 출산 비용은 정부에서 지원해주고, 이웃들과 친척, 지인들이 아기를 목욕시키거나 산모의 산후조리를 도와주기도 한다. 이스라엘의 십대는 이러한 삶을 어릴 때부터 자연스럽게 접한다.

세데 엘리야후 키부츠의 공기가 한결 맑고 푸르러 보인다. 키부츠는 오염된 공기를 정화시키는 이스라엘의 산소 탱크다. 여고생 에덴과 탈의 해맑은 미소가 그리움으로 남는다.

결혼 준비

유대 사회에는 약혼한 커플을 위한 결혼 준비 교육 기관이 있다. 약혼 기간에 임신 출산 육아를 배우고 준비할 수 있는 기회를 제공한다.

정부 부처 보건부 Misrad HaBriut에서 운영하는 '티바트 할라브 Tibat Halav, 보건소'는 정기적으로 결혼 준비 과정을 개설하고 있다. 또, 랍비들이 전문적으로 도와주는 '브네이 올람 Vnei Olam'이라는 결혼 준비 학교도 있다. 기부로 운영되는 곳으로 교육비가 전액 무료다.

'네 바깥 일을 다 해놓고 네 밭 일을 다 살핀 다음에, 네 가정을 세워라.'

잠언 24:27

유대인들은 이 가르침에 따라 먼저 직업을 갖고 공부와 결혼을 병행하는 순서를 따른다.

결혼 = 행복

뇌 연구가들은 우리가 뇌에 어떤 정보를 주고, 그 정보를 얼마나 강력하게 입력하는가에 따라 우리의 삶이 달라진다는 말을 한다.[11] 예를 들어 "결혼의 키워드는 행복이다."라고 말을 걸면 뇌는 나의 소리대로 반응한다는 것이다. 우리의 뇌는 입력한대로 정보를 출력하고 몸과 정신에게 지시한다.

"샬롬 바이트(평안이 깃든 집)의 핵심 키워드는 신념, 아이들, 사랑이다."라고 나에게 말을 걸자.

Secret 03

임신

건강한 아기를 기다리기

건강 관리

정자 관리

난자 관리와 자궁 관리

마음가짐

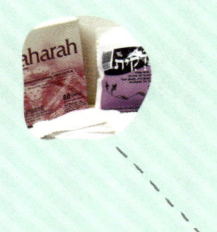
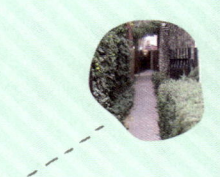

유대인들은 아내의 임신을 위해서
남편도 준비해야 한다고 믿으며,
결혼 전부터 준비한다.

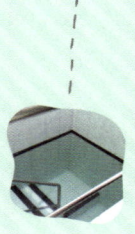

1

건강 관리

여성이 임신할 수 있는 기회는 한 달에 2~3일에 불과하다. 이 배란기에 부부 관계를 가졌다고 해서 다 임신되는 것도 아니다.

생물학 저술가 나탈리 앤지어Natalie Angier는 배란기에도 정자가 난자를 수정시킬 가능성은 20%에 불과하고 배아가 유산될 가능성도 25~30%에 달한다고 한다. 이처럼 임신은 타이밍이 중요하고 노력도 필요하다.

부부의 몸

이스라엘은 고등학교를 졸업한 남자와 여자는 군대에 입대해서 복무한다. 이 기간 동안 남자는 체력을 다지면서 건강한 정자가 관리되지 않을까?

정자는 고온에 약하다. 일단 살이 찌면 체온이 올라가 있는 상태가 되므로 정자의 양과 질에 문제가 생긴다. 의학자들은 비만이 남성 호르몬을 여성 호르몬으로 변화시켜 남성의 임신 능력을 떨어뜨린다고 한다.

토라에는 남편의 비만을 경고하는 이야기가 있다. 유대인의 2대 시조 이삭의 아내 리브가가 20년의 난임 끝에 기적 같이 임신을 했는데, 군살을 뺀 덕분으로 보인다.

부부는 모두 비만 체질이었다. 남편은 육식을 좋아하는 대단한 미식가였고, 아내도 여린 몸매는 아니었다. 남편의 기도로 아내가 20년 만에 임신에 성공했다. 남편이 간구하는 기도를 올렸는데 이는 금식의 경지에까지 도달했음을 암시한다.

유대인들은 아내의 임신을 위해서 남편도 준비해야 한다고 믿으며, 결혼 전부터 준비한다. 건강한 정자와 난자가 가장 중요한 혼수 예단이 되지 않을까.

지역 보건소 다니기

이스라엘은 지역마다 임신을 준비하는 부부의 건강을 체크하고 관리해주는 기관이 있다. 바로 지역 보건소인데, 부부의 임신을 위한 예비 진료와 상담뿐만 아니라 임산부의 건강까지 돌봐주는 곳이다.

산부인과 병원들은 경쟁적으로 산모 모집 투어 광고를 내세워가며 임산부들을 찾는다. 대부분 막달 임산부들이 산모 모집 투어 광고를 보고 산부인과 병원에 간다. 분만 병원을 정하기 위해서다. 이스라엘의 산부인과 병원은 진료보다 분만을 책임지는 곳이라서 그렇다.

그 대신 임신할 수 있도록 도와주고 분만 직전까지 임산부의 건강 관리를 꼼꼼히 해주는 곳은 집에서 가까운 지역 보건소이다. 출산 후속 조치도 보건소에서 맡는다. 종합 병원은 아기를 낳으러 가서 얼른 낳고 나오는 곳이다.

보건부 소속의 영아 보건소인 '티바트 할라브'에서는 임신 준비, 산전 검사, 순산 체조 등을 무료로 교육하고, 정부가 파견한 간호사가 관리하고 있다. 10만 인구의 네타냐Netanya의 샤론Sharon 지역만 해도 열 일곱 개의 티바트 할라브가 있다.

이스라엘은 임신, 출산, 아동의 건강 관리뿐 아니라 장례hevra kadisha도 보건부의 허락을 받아야 치를 수 있다.

병원은?

그러면 이스라엘의 종합 병원은 어떤 방법으로 수입을 창출할까? 이스라엘에서 병원은 중증 환자가 가는 곳이다. 의료 기술이 미국보다 앞선다고 자부하는 이스라엘은 수술 비용도 저렴해서 해마다 3만 명이 넘는 외국인 환자를 받느라 입원실이 부족한 실정이다.

이스라엘은 체외 수정 분야에서도 세계 최고의 기술 보유국이다. 시술비도 미국의 1/6밖에 안 된다.(3천달러:1만 8천달러)[12] 아기를 낳고 싶어 하는 부부를 어떤 방법으로든 돕고자 나서는 것이다.

2

정자 관리

드로릿 박사(하르 하쪼핌의 하닷사 메디컬 센터 산부인과 총책임자)는 정자의 양과 질의 저하는 전 세계적인 문제라고 말한다.

"남성이 50세쯤 되면 정자에 문제가 많이 생깁니다. 그러나 25세의 정자는 아무런 문제가 없습니다. 이스라엘은 젊은 부모들의 나라입니다. 고령화 사회에 접어든 일본의 평균 연령이 47세 정도라면, 이스라엘은 30세쯤 됩니다. 그만큼 이스라엘의 미래가 밝다고 할 수 있지요."

자식 농사

자녀의 출산을 농사에 비유하기도 한다. 농사로 치면 정자는 종자種子라고 할 수 있다. 농사를 지어본 사람은 종자가 얼마나 중요한지 잘 안다. 기근이 아무리 심해도 종자는 건드리지 않고 필사적으로 보관한다. 그래야 미래에 식량을 거둘 수 있기 때문이다.

종자 중에서 속이 덜 여물어 물에 뜨는 것은 걸러내고, 속이 꽉 찬 것은 깨

끝이 씻어서 보관했다가 파종한다. 볍씨는 파종기를 놓치지 않고, 촉촉하고 비옥한 땅에 뿌려야 싹을 틔우고 열매가 맺힌다.

종자, 토양, 시기 이렇게 세 조건이 맞아떨어져야 풍성한 수확이 가능하다. 마찬가지로 좋은 토양을 가진 여성과 좋은 종자를 가진 남성이 시기를 놓치지 않아야 우수한 자녀를 낳을 수 있다.

정자의 일생

남성의 정자는 음낭 속 고환에서 만들어진다. 정자는 꼬불꼬불하고 가늘고 긴 세정관細精管에서 생산되는데, 생성된 날짜순으로 정돈된다.

정자가 자라는 데 74일이 소요되는데, 수명은 고작 2~3일 뿐이다. 고환은 하루도 거르지 않고 매일 약 5천 개의 정자를 제조한다. 한 번 사정을 하고 나면 원래대로 다시 채워둔다.

청소년과 노인의 정자는 질이 아닌 생산량과 추진력에서 차이를 보인다. 연령에 상관없이 정자는 74일마다 생산되므로 질적인 면에서 큰 차이가 없다. 정자의 생명은 신선도에 달렸다.

1회 사정 시 방출되는 정자의 수는 개인차가 있지만 적게는 수천만 개에서 보통 2~3억 개 정도다. 수억 마리의 정자가 여성의 질 안으로 쏟아져 들어가 마치 태평양 심해를 가르고 헤엄치는 물고기 떼처럼 무리를 지어 나팔관 상륙 작전에 돌입한다.

정자들은 사력을 다해 난자를 향해 돌진하지만 질 내 약산성 바다는 산성에 약한 정자에게 치명적이다. 90% 정도가 산화되고 살아남은 10%가 나팔관 진입에 성공한다. 그러나 대부분 나팔관의 좁은 골짜기를 지나다가 이리저리 부딪혀서 생을 마감하거나 길을 헤매다가 백혈구에게 잡혀 죽고 만다.

겨우 1% 남짓, 약 500개 미만의 정자가 살아남아 난자의 외피에 들러붙어서 필사적으로 구애한다.[13] 그러나 단 하나만 난자의 초대를 받을 수 있다. 무려 2억 대 1의 확률이다!

정자가 난자를 만나기까지 대략 4~6시간 정도가 걸린다. 생명이 뿌리내릴 기반을 찾는 데 실패한 정자들은 완전 봉쇄된 난자의 주변을 서성이다가 생을 마감한다.

주의 사항

환경 호르몬으로 인해 남성들의 정자 수가 급속히 감소하고 있는 추세다. 정자 수만 감소한 것이 아니라 정자의 활동성도 엄청 약해졌다. 정상 정자들은 점점 수가 줄고, 기형 정자와 이미 죽은 정자의 비율이 높아지고 있다.

다음은 일상 생활에서 건강한 정자를 지켜내기 위한 방법으로 주의 사항들을 나열했다.[14]

- 비닐에는 정자를 죽이는 다이옥신이 다량 들어 있음.
- 농약, 살충제, 드라이클리닝, 인쇄 등에 사용되는 유기 용매제, 코팅된 영수증 용지, 알루미늄 캔, 포장지, 플라스틱, 치과 치료제 등에 포함된 화학 물질 비스페놀A를 주의할 것.

- 노트북을 무릎에 올려놓고 사용하지 말 것.
- 휴대 전화를 바지 주머니에 넣고 다니면 고환이 전자파에 고스란히 노출됨. 가방에 넣거나 손에 들고 다닐 것.
- 뜨거운 물에 5분 이상 몸을 담그면 고환의 온도가 올라가 정자가 약해짐. 장시간 사우나는 절대 금물.
- 꽉 끼는 바지 대신, 평퍼짐한 바지에 트렁크 팬티를 입을 것.
- 세탁업, 용접 등 불가마처럼 더운 환경에서 일하는 남성들은 몸에 달라붙는 작업복을 입지 말 것.
- 푹신한 소파에 앉아 장시간 TV를 시청할 때는 자주 일어나 정자가 바깥 공기를 쐴 수 있게 할 것.
- 흡연을 하면 정자가 녹초가 되거나 질식사함.
- 자전거 운동은 고환의 온도를 치명적으로 올릴 수 있음. 또한 안장이 혈류를 압박해서 발기에 지장을 줌.

유대인들의 정자 관리

세계적으로 높은 출산율을 기록하는 이스라엘의 남성들은 정자 관리를 어떻게 할까?

첫째, 할례割禮를 통해 건강한 정자를 유지한다.

이스라엘의 가족과 친지들은 아들이 태어난 지 8일째 되는 날, 대대적이고 성대한 환영 의식celebration을 벌인다. 바로 할례다. 할례는 유대인들에게 매우 중요한 종교 의식으로 4천 년이나 지속되어 온 유대 문화유산이다.

할례는 우리나라에서 남아에게 하는 포경 수술과 유사하며, 정자를 생산하는 고환에 이물질이 침투하지 못하도록 막는 보안 장치다.(할례에 대한 자세한 설명은 Secret 7의 세 번째 잔치 참고)

네타냐 보건소의 책임자 리오라에게 생후 8일된 아기에게 하는 할례는 정신적 쇼크를 주지 않는지 물었다.

"할례는 잠시 생긴 상처와 다름없어요. 아기에게는 하루 정도의 고통입니다. 엄마의 출산 고통을 치료하는 것이 더 중요합니다. 아기에게 가장 중요한 사람은 부모입니다. 만약 부모가 건강하지 않아서 아기를 잘 돌보지 못한다면 아기는 할례의 통증보다 더 심각한 고통을 당하는 것입니다."

둘째, 생식 기관을 깨끗이 씻으라는 계명을 따른다.

토라에 생식 기관을 깨끗이 씻으라는 계명이 있다. 〈레위기〉 15장은 성기를 청결하게 관리하라는 의미로, 부부 관계를 가진 후 목욕하고, 옷을 세탁해야 한다는 내용이 있다.

'남자가 정액을 흘리면, 자기 온몸을 물로 씻어야 한다. 그래도 그 사람은 저녁때까지 부정하다.

정액이 묻은 옷이나 가죽은 모두 물로 빨아야 한다. 그는 저녁때까지 부정하다.

남자가 여자와 동침하였다가 정액을 쏟으면, 두 사람이 다 물로 목욕을 하여야 한다.' 레위기 15:16~18

한편, 여성을 대하는 남자에 관한 계명도 있다.

'몸이 월경 상태에 있는 여자와, 부정한 것을 흘리는 남녀와, 그리고 월경 상태에 있는 여자와 동침한 남자가 지켜야 할 규례이다.' 레위기 15:33

'너는 여자가 월경을 하고 있어서 몸이 불결한 기간에는 여자에게 가까이하여 그 몸을 범하면 안 된다.' 레위기 18:19

성기의 청결 관리에 관한 계명은 과학적이다. 여성이 월경하는 동안 자궁 내막이 벗겨져 있는데, 이때 성관계를 가지면 바이러스에 감염될 위험이 크다.

토라는 월경 기간 동안은 피에 의해 불결해졌다고 해서 이 기간을 니다 Niddah, 즉 더러워진 상태라고 부른다. 유대 남편은 아내가 월경 중일 때는 절대 접촉하지 말라는 계명을 지켜야 한다.

유대 여성들은 다른 민족에 비해 자궁경부암의 발병률이 8.5% 정도 낮은 것으로 알려졌다. 유네스코가 1980년대부터 30여 년 동안 유대인의 니다 계명(레위기 18:19)에 관심을 갖고 연구한 결과, 니다 계명은 건강한 정자와 난자가 만나는 확률을 높인다는 과학적 근거를 갖게 되었다.

셋째, 고환 관리에 관한 계명을 따른다.

토라에는 이런 계명도 있다.

'고환이 상한 자는……. 여호와의 총회에 들어오지 못하리라.' 신명기 23:1

왜 토라에는 이러한 지침이 있을까? 골리앗을 이긴 다윗은 사울 왕의 사위가 되기 위해 골리앗 족속의 남자 200명을 죽이고 포피^{foreskin} 200개를 사울 왕에게 바쳤다.[15] 그 결과 사울 왕과 다윗은 하나님에게 끔찍한 재앙을 받았다.

고환은 정자를 만드는 생식 기관이다. 정자를 만들어내는 데 74일이라는 시간을 거칠 만큼 고환은 아주 정교한 세포 조직으로 이루어져 있다. 고환이 상하면 기형 정자가 생성될 확률이 높아지며, 성병을 옮길 가능성도 커진다.

토라는 생식기를 청결하게 보호하라는 것뿐만 아니라 생식기에 상처 내는 일을 금지하라는 지침인 것이다. 이 계명은 현대 유대인들에게 여전히 적용되고 있다. 오늘날도 정통파 유대인들은 이 계명에 따라 정관 수술을 금하고 있다.

3

난자 관리와
자궁 관리

여성의 생식 세포인 난자는 언제 만들어질까? 남자의 정자는 사춘기가 되어서야 만들어져서 평생에 걸쳐 꾸준히 새로운 것으로 생산되지만, 여성의 난자는 태아 때부터 만들어져서 태어난다. 태아기에 만들어진 난소가 난자의 생산지이자 저장소가 된다.

난자의 일생

엄마의 배 속에 5개월 된 태아(여자)의 몸에는 미성숙하지만 약 600만 개 정도의 난자가 생긴다. 일부는 혈액에 흡수되고, 태어날 때는 약 200만 개를 가지고 나온다.

사춘기가 되면, 난포ovarian follic는 2차 솎아내기 경선을 거쳐 약 40만 개 정도가 남고 뇌하수체 호르몬을 먹고 성숙한 난자ovum로 자란다. 난포가 성숙하면 난소 밖으로 나오는데, 성숙한 난포는 배란 후에 황체黃體로 변한다.

배란은 매달 한두 개의 난자로 가능하다. 생리, 즉 월경은 배란을 반복하는 과정이다. 임신이 가능한 기간 동안 여성의 몸에서 배란되는 난자는 40만 개 중에서 약 400여 개 정도다. 400여 개의 난자가 일생 동안 한 달에 한 번 하나씩 임신되기를 기다리는 셈이다.

일단 난소를 떠나 바깥 구경을 나온 난자의 평균 수명은 약 24시간이며, 양쪽 난소에서 한 달에 한 개씩 번갈아 배출된다.

난자의 신비

난자는 인체 세포 중에서도 가장 큰 세포로 달걀 모양이다. 나탈리 앤지어는 이렇게 묘사한다.

'난자의 주변은 마치 태양 주변의 코로나처럼 이글거리는 빛이 움직인다.'

솜사탕처럼 끈적끈적한 코로나는 난자 구름층cumulus 또는 난자를 품고 보호하는 역할을 한다고 해서 보모 세포nurse cell라고 부른다. 이 코로나는 정자의 도착을 알리는 센서 역할을 하기도 한다. 정자가 헤매지 않고 상륙 지점에 이를 수 있도록 도킹을 돕는다. 정자의 착륙을 돕는 활주로나 승강장 역할을 한다.[16]

모피 옷을 두른 듯 투명대로 둘러싸인 난자는 부적합한 정자들을 물리치고 철저히 방어한다. 방어벽을 뚫는 데 성공한 하나의 정자는 난자와 결합하여 수정된다.

이렇게 만들어진 수정란은 나팔관을 통해 이동하여 난자 분할을 시작한다. 수정란은 분할하면서 착상을 위해 서서히 자궁 쪽으로 이동한다. 이 시기에 태아의 성별이 결정된다. 난자가 가진 23개의 염색체와 정자의 23개 염색체가 만나 세포 분열이 시작된다.

새로 형성된 배아는 난관을 따라 자궁으로 내려가는 여행을 시작한다. 이 여행은 꼬박 일주일이 걸린다. 배아가 자궁에 무사히 도착할 때까지 난자의 투명대는 외부 침입자를 막는 보호막이 된다. 배아가 자궁벽에 무사히 붙으면, 난자의 부속품들은 마치 물풍선처럼 터진다. 잔해는 혈액으로 흡수된다.

건강한 난자

임신할 때 중요한 것은 자궁이 아니라 난자의 나이다. 나이가 들수록 난자는 수량이 적어지고 유연성과 힘이 약해진다. 자궁벽에 단단히 붙어 있지 못하기 때문이다.

난자만 건강하면 고령이어도 임신이 가능하다.[17] 난자를 건강하게 보호하기 위해서는 우선 난소가 건강해야 하고 그러려면 자궁이 청결해야 한다.

건강한 난소를 갖기 위해서는 네 가지 조건이 충족되어야 한다. 첫째, 혈액 순환이 원활해야 한다. 둘째, 맑은 산소가 공급되어야 한다. 셋째, 영양이 잘 공급되어야 한다. 넷째, 스트레스는 절대 금물이다.

미크베, 자궁 관리

토질이 좋은 밭에 씨를 뿌리는 농부는 수확량에서 엄청난 차이를 가져다준다. 여성의 자궁을 흔히 밭에 비유한다. 세계적으로 건강한 밭을 유지하여 수확량이 높은 유대 여인들은 밭 관리를 어떻게 하는지 들어보자.[18]

이스라엘에서 딸을 가진 엄마들은 딸이 월경을 시작하면 미크베(정결 의식)부터 가르친다. 미크베는 월경이 끝나면 자궁을 깨끗이 관리하는 의식이다. 지역에 따라 차이가 있지만 물속에 온몸을 깊이 세 번 담그면서 하나님께 기도하는 것이다.

기혼 여성들은 1년 동안의 월경 카드를 이용하여 스스로 자궁을 관리한다. 이 카드는 연간 월경 주기를 파악하고 배란기를 아는 데 효과적이다.

여성의 자궁은 아랫배 깊숙한 곳에 자리잡고 있어서 평소에도 습하다. 세균 번식과 감염에 취약하다. 매달 월경으로 피와 분비물이 고이게 되면 자궁 질환을 일으킬 수도 있다. 자궁만 청결하게 관리해도 자궁근종, 자궁내막증, 자궁경부암 등의 질병을 피할 수 있다.

청소를 하려면 청소 도구가 필요하듯이, 월경을 마치고 나면 질 내에 분비물이 고여 있는지를 확인하는 도구가 필요하다. 이 과정을 '타하라cleansing'라고 하는데, 순면으로 된 거즈를 질에 살짝 넣어서 월경이 완전히 멈췄는지 확인한다. 이 순면 거즈는 전문 랍비가 인증한 것만 사용하도록 철저히 관리하고 있다. 마켓에서 인증 마크가 찍힌 상품을 구입할 수 있다.

웨딩 미크베

이스라엘에서 귀국하기 하루 전날, 프렌치 힐 회당의 미크베실을 찾아갔다. 회당의 숲길을 따라 끝까지 들어가니 미크베실이 있었다. 아무도 못 찾게 하겠다는 듯이 숲속에 숨어 있다.

이윽고 40대로 보이는 여인이 예쁘장한 딸을 데리고 숲길을 걸어 나왔다.

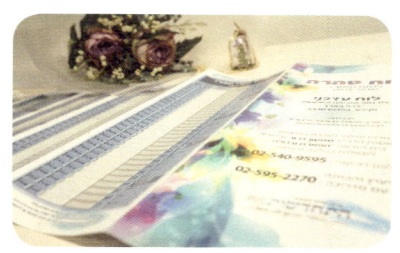
연간 월경 주기 카드

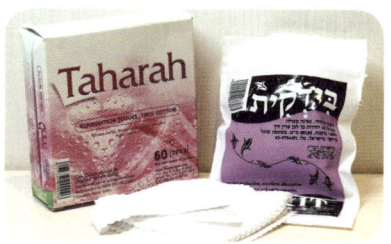
월경이 완전히 멈췄는지 확인하기 위한 순면 거즈

미크베실은 본래 결혼한 여자만 들어갈 수 있는데, 어쩌면 결혼식을 앞두고 있는지도 모르겠다.

미크베실 담당 직원 요다이킨Yodaikin은 '웨딩 미크베'가 따로 있다면서 밀실을 보여주었다. 신부는 결혼식 전날, 이곳에서 미크베를 해야 한다.

미크베실은 일요일부터 목요일까지 저녁부터 밤까지 사용할 수 있다. 출입 열쇠를 관리하는 랍비와 미크베 책임자에게 허락을 받아 들어갈 수 있다. 그래서 회당 랍비들은 자기 관할 교인들이 언제쯤 아기를 낳을지 예측하기도 한다.

미크베, 정결 의식

유대 여성들은 결혼식 전날, 월경을 마친 뒤, 막달 출산을 앞두고 미크베 탕으로 향한다.

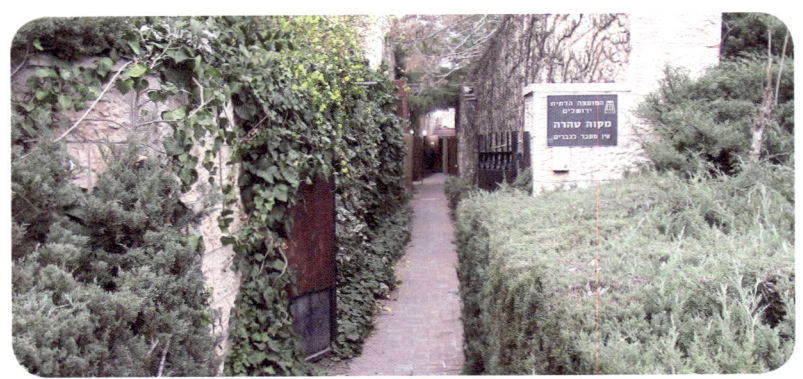
미크베 정원 입구

아늑한 거실이 있는 미크베실의 1차 목욕실에서 손톱과 발톱을 깎고, 몸을 깨끗이 씻는다. 만약 콘택트렌즈를 끼고 있다면 빼야 한다. 미크베 탕에 들어갈 때는 태어났을 때처럼 알몸이어야 한다.

미크베 탕으로 들어가는 일곱 개의 계단을 하나씩 내려가며 기도를 한다. 물의 깊이는 약 1m 20cm 정도다. 빗물, 바닷물, 강물을 저장했다가 따뜻하게 데워서 사용한다.

1차 목욕 후 미크베 탕에 들어가서 머리까지 온몸을 물속에 깊이 세 번 반복하며 담그는데, 그때마다 하나님께 기도를 한다.

먼저, 몸을 깊이 담근 채 '쉬마'를 암송한다.

"씻으라고 명하신 우주의 하나님을 찬양합니다."

두 번째로 몸을 담글 때 '쉐헤헤아누'를 낭송한다.

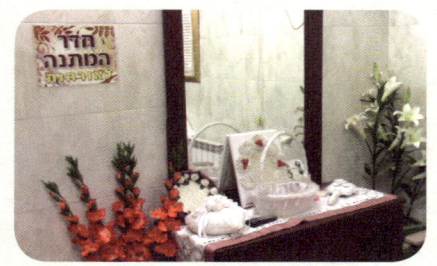
결혼식 전날 신부 전용 미크베실

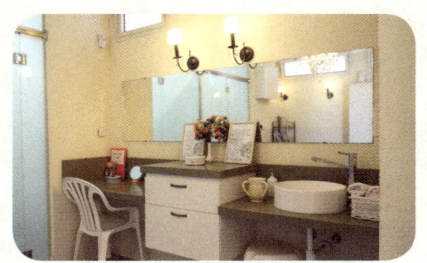
세데 엘리야후 키부츠의 미크베 실내

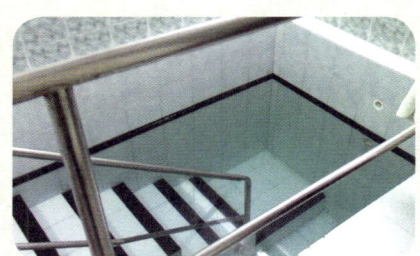
프렌치 힐 회당의 미크베 탕

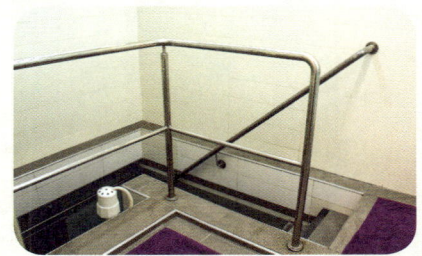
세데 엘리야후 키부츠의 미크베 탕

유대인에게 미크베의 물은 치유의 물이라 할 수 있다.
미크베 탕은 하늘에서 내려와 흐르는 물이거나
빗물을 받아 모은 것이라야 하는데 이것이 신비로움을 더한다.

"이 순간 여기까지 오게 하신 하나님께 감사드립니다."

세 번째 몸을 담글 때는 축복문을 낭송한다.

"복되신 하나님, 우주의 주인이신 하나님. 당신의 생수에 우리를 감싸주시는 이여, 당신께 감사 드립니다."

유대인에게 미크베의 물은 치유의 물이라 할 수 있다. 미크베 탕은 하늘에서 내려와 흐르는 물이거나 빗물을 받아 모은 것이라야 하는데 이것이 신비로움을 더한다.

4 마음가짐

　본래 이스라엘 민족은 자손이 귀한 유전자를 타고났다. 난임을 극복한 민족이다. 이스라엘의 기원인 아브라함, 이삭, 야곱 등 세 조상은 각각 아내의 난임으로 전전긍긍하는 세월을 살았다.

　아브라함의 아내 사라는 90세에 늦둥이로 겨우 아들 한 명을 낳았고, 며느리도 20년 동안 기도한 끝에 겨우 쌍둥이 아들을 낳았고, 3대째 내려온 야곱의 아내는 난임 끝에 임신했지만, 노산으로 아이를 낳다가 목숨을 잃었다. 그러니 이스라엘은 원래 임신과 출산이 쉽지 않은 DNA를 가진 민족이라고 할 수 있다.

　그러나 오늘날의 이스라엘은 임신과 출산 분야에서 세계적인 명성을 갖고 있다. 무슨 비결이 있는 걸까?

세계 난임 여성을 위한
기도

유대인들은 임신을 하면 자신의 건강과 태아를 위한 기도보다 세계의 난임 여성들을 위한 기도문을 가지고 기도한다.

해마다 유대인의 설날(나팔절) 아침이 되면, 전 세계 유대인들은 양각 나팔 소리와 함께 임산부와 난임 여성을 위해 새해 첫 기도를 올린다.[19]

임신한 여인이 미크베 탕에 몸을 담그고 임신을 원하는 누군가를 위해 축복하고, 기도를 하면 이루어진다는 믿음으로 열심히 기도한다. 이 의식은 그들의 조상들이 난임을 극복한 비결에서 찾은 듯하다.

과학적으로 기도가 환자의 치료에 미치는 영향을 탐구한 의학 박사, 앤터니 스턴Anthony Stern은 다음과 같이 말했다.

'심장 혈관이나 면역 기관 등의 인체는 기도를 좋아하는 것 같다. 건강한 방식으로 응답해준다. 더욱 흥미로운 사실은 다른 사람을 위한 기도나 멀리 떨어진 곳에서 하는 기도도 효력을 발휘한다는 것이다.'[20]

의약 자체의 효과도 있지만, 믿음과 사랑의 기도가 결합하면 그 효력이 더욱 크게 나타난다.

증세에
민감하기

자궁 내 착상이 이루어지면 뇌는 임신을 알리는 호르몬을 보낸다. 임신 3주, 수정 후 1주쯤 되면 소변에서 호르몬이 검출되므로 임신 테스트에서 양성 반응을 보인다. 임신 4주가 되면 초음파로 아기집을 확인할 수 있다. 5주가 되면 자궁 안에 난황이 보이고, 6주에 드디어 태아가 모습을 드러내고 심장 소리를 듣게 된다.

증세로도 임신을 확인할 수 있다.[21] 우선 생리가 없어지고, 헛구역질이 나기도 한다. 소변을 자주 보거나 유방에 통증이 생기기도 한다. 그리고 체온이 높아져서 미열이 날 수 있다. 또 몸이 나른해지고 피로감을 쉽게 느낀다. 감기 증상을 겪을 수 있다.

임신이 되면 몸과 손발을 따뜻하게 해서 기초 체온을 유지해야 한다. 몸이 따뜻하면 혈액 순환이 잘되고 골반 근육도 부드러워지기 때문이다.

수면의 질을 높여주는 멜라토닌은 밤 10시 전후로 많이 분비되므로, 밤 10시 전에 자는 것이 좋다. 충분한 잠으로 뇌가 휴식을 취할 수 있도록 해야 한다. 잠들기 전에 물을 마시면 혈액 순환에 도움이 되고, 자궁이 촉촉해져서 착상 상태를 유지하기에 좋다.[22]

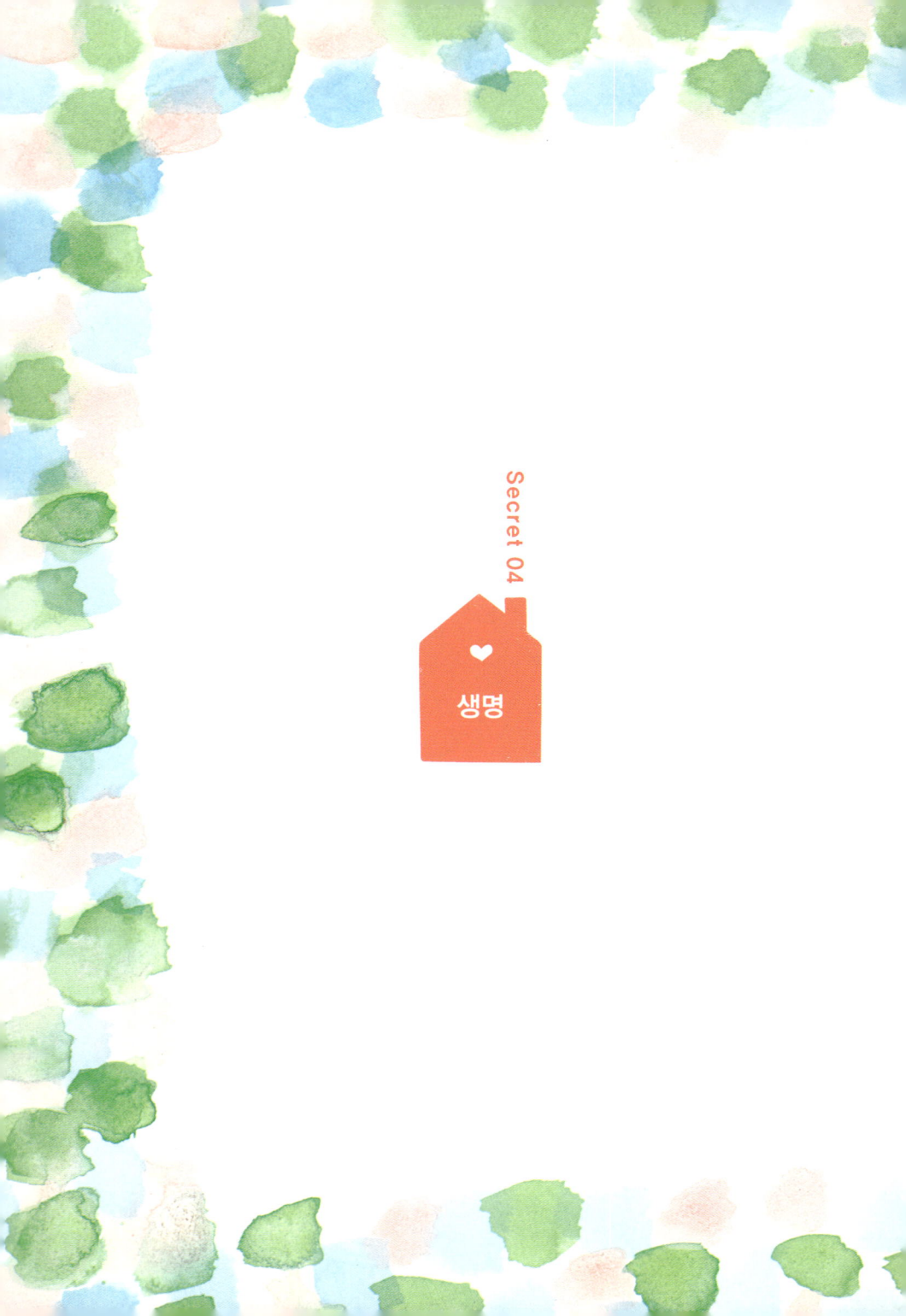

Secret 04

생명

DNA보다 중요한
엄마의 사랑

유대인의 대비책

장애를 이겨내는 비결

제 3의 힘, 엄마의 사랑

낙태를 예방하는 방법

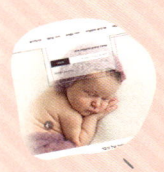
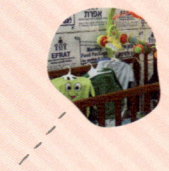

엄마라는 한 사람의 용기와 도전이
위대하고 가치 있는 일을 이룬다.
한 여인의 도전과 의지로
행복이 온다.

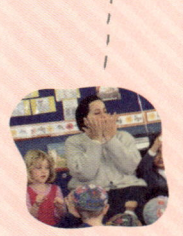

유대인의
대비책

이스라엘 민족이야말로 선천성 장애가 많은 민족이다. 성공한 유대인들 중에 유전적 질환이나 장애를 가진 사람들이 의외로 많다.

뉴욕 주에 있는 그레이트 네크 템플 이스라엘 고등학교Temple Israel of Great Neck 교장을 지낸 마빈 토케이어는 이 고등학교 재학생의 15% 정도가 학습 장애자라고 설명한다. 이들은 교사와 부모와 함께 장애를 극복하고 졸업 후에는 미국 사회의 각 분야에서 눈부신 활약을 하게 된다고 한다. 마빈 토케이어는 '장애는 개성의 일부일 뿐이며 하늘의 은총'이라고 말한다.

지혜자로 잘 알려진 솔로몬은 다윗과 다른 남자의 아내였던 밧세바 사이에서 태어난 마마보이였다. 그는 자신의 출생에 대해 떳떳하지 못하고 스스로를 '라크 야히드(유약한 외아들)'라고 고백했다. 그리고 한동안 대인 기피 불안증과 발달 장애 증세를 보였다.

다중지능 이론을 낸 유대인 심리학 교수인 하워드 가드너Howard Gardner는 어릴 때 심한 자폐증을 앓았다. 유대인인 아인슈타인과 에디슨도 어릴 적 학습 장애를 극복하고 성공한 위인들이다.

성공의 DNA

막스 노르다우^{Max Nordau}는 유대인에게 장애가 많은 이유를 연구했다. 19세기 유럽 유대인의 터전이던 게토는 근친결혼을 피할 수 없는 환경이었다. 유대인의 동종 교배로 퇴화된 DNA를 '변종'으로 본 그는 《변종》이라는 책을 저술했다.

이 책의 영향으로 한때 유럽에서는 유대인들의 몸뿐 아니라 예민한 정신을 고치자는 운동이 일어나기도 했다. 암을 유발하는 인자를 보균한 아쉬케나지 유대인(독일을 비롯한 북유럽 계통)은 지금도 결혼하기 전에 남자와 여자가 각각 혈액(유전) 검사를 받아야 한다.

이렇게나 많은 장애를 가진 유대인들이 오늘날의 세계를 움직인다. 그들의 성공 비밀이 뭘까? 마빈 토케이어는 그의 책 《왜 유대인인가? What is the secret of Jews' success?》에서 다음과 같이 답했다.[23]

'수천 년 동안 종교적인 열정에서 오는 이상에 의해 움직여왔기 때문이다.'

스탠퍼드 대학교수를 지낸 아서 젠센^{Arthur Jensen}은 민족 간의 지능 테스트로 유명하다. 그는 평범한 두뇌를 가진 유대인의 성공 원인으로 신앙을 바탕으로 토라의 계명을 지키며 사는 점을 들었다.

혈액은행

이스라엘에는 도르 예샤림(dor yeshorim, 건강한 자손)을 목표로 하는 혈액은행이 있다. 유전병이나 혈액 트러블을 예방하기 위해서다.

유대인들은 고등학생이 되면 남학교와 여학교가 각각 혈액 검사를 해서 혈액은행에 보관한다. 개인의 비밀 보장을 철저히 하기 위해서 혈액은 이름 대신 숫자로 입력한다.

자신의 혈액 번호를 잘 기억해두다가 결혼할 상대를 만나면 "몇 번과 몇 번이 결혼할 때, 자녀에게 문제가 없겠느냐?"고 혈액 기관에 문의한다. 만약 2세에게 결함이 생길 가능성이 높으면(혈액이 맞지 않으면) 치료 기관을 연결해 주거나 결혼할 수 없다고 통보한다. 당사자뿐 아니라 부모의 혈액까지 검사 대상에 오른다.

원래는 정통파 종교인들이 해온 것을 요즘은 모든 유대인들에게 보건소에 가서 혈액 검사를 받도록 정부에서 권장하고 있다. 이스라엘은 세계 각처에서 다양한 계층의 유대인이 이주해 오는 이주민 사회라서 그런 것 같다.

이스라엘은 왜 일찍이 이런 생각을 다 하게 되었을까? 불행한 역사는 미래를 사는 지혜를 선물하듯이 그들의 불행했던 경험은 현재를 조심하며 살아가게 해서 더 나은 미래를 만든다.

결혼 코드

토라에는 결혼에 관한 계명이 있다. 지금도 유대인은 이 계명을 지키며 살아간다. 토라는 근친결혼을 금지한다. (레위기 18장) 근친결혼은 결함을 가진 자손이 태어날 확률이 4배나 높다.

일본의 산부인과 전문의 노즈에 겐이치의 자료에 따르면, 일반적으로 농

아를 낳을 확률은 보통 아기 만 명 대 한 명의 비율인데 사촌끼리 결혼에서는 6배 이상이 된다.[24]

한편, 토라에는 DNA를 체크하게 하는 계명도 있다.

'그들과 혼인 관계를 맺어서도 안 된다. 너희 딸을 그들의 아들과 결혼시키지 말고, 너희 아들을 그들의 딸과 결혼시키지도 말아라.' 신명기 7:3

왜 토라에 이러한 잔인한 명령을 기록했을까? 여기서 그들이란 고대 팔레스틴 원주민이다. 그들에게 정자의 돌연변이, DNA 염색체에 이상이 있을 가능성이 높다고 짐작하게 하는 기록이 있다.[25]

국제 교류가 자유로워진 현대에 대두되는 새로운 문제는 타 민족과 결혼하여 태어난 아이들이 면역력이 취약하다는 점이다. 아이들의 면역력은 표준에 못 미치고 감염 위험도가 높게 나타나고 있다.

초막절(이스라엘 백성이 이집트를 탈출하여 광야에서 초막을 치고 산 것을 기념하는 명절)이 되면, 이스라엘 아이들은 색종이 고리 잇기를 해서 집 안이나 학교 교실을 장식한다. 이때 부르는 노랫말이 '대대손손'이라는 뜻의 '레도르 미도르 to generation from generation'이다.

서로에게 노래를 부르며 격려한다.

"우리 한 사람, 한 사람이 민족의 고리가 되자. 메시아가 올 때까지."

건강한 자손을 후대에 물려주는 일은 모든 유대 부모의 사명이다.

2

장애를 이겨내는
비결

임신 4개월이면 태아의 조직이 거의 완성되므로 양수 검사를 통해 태아의 유전자 결함 여부가 드러난다. 이때 결함을 진단받은 부모에게 거절당한 아이들이 얼마나 많은지 모르겠다.

와이즈버그Chana Weisberg의 책 한 부분이다.

모스코비츠라는 43세 된 유대인 엄마가 열 네번째 아이를 임신했다. 의사는 아기가 다운증후군이나 다른 결함을 가질 확률이 높으니까 낙태를 시키자는 제안을 했다.

그녀는 노산이 두려웠고 건강한 임신을 유지하기 위해서 의사를 많이 의지했다는 사실을 깨달았다. 의사의 권유를 놓고 망설이고 고민하다가, 만약 아기에게 문제가 있다고 해도 아기는 인간 존재이니 그럴 수 없다고 판단하고 의사에게 말했다.

"만일 길을 걷다가 어떤 미친 사람을 보았다고 그를 살해하는 것을 내가 허용해야 합니까?"[26]

발달 장애 유치원

이스라엘은 장애 아동과 정상 아동이 함께 수업을 받는 통합 교육을 진행한다. 장애 아동은 정상 아동과 함께 생활하면서 지각과 정서가 발달하고, 정상 아동은 좀 더 폭넓은 인간 이해와 남을 배려하는 습관을 터득하게 된다.

오래전 일이다. 예루살렘의 샤마 스트리트Shama Street에 있는 베이트 슈무엘Beit Shmuel 유치원에 방문한 적 있다.

건강한 아이들 틈에 6세인데도 머리를 제대로 가누지 못하는 남자아이가 눈에 띄었다. 노아는 뇌 안에 이상한 구멍이 있지만 다행히 생존하는 아이다. 노아는 소리를 지르며 물건을 집어던지더니 제풀에 지쳤는지 교사 품에서 잠들어버린다. 아이들은 이런 노아에게 간식을 챙겨주거나 휠체어를 밀어준다.

마알레 아두밈Ma'ale Adumim은 저지대의 붉은 광야를 개간해서 만든 신도시다. 봄이 오면 초록빛 쑥갓이 노란 꽃을 피운다. 붉은 광야는 노란빛으로 물든다. 이 지역에 있는 5~7세 아동의 유치원 '간 사비온Gan Savion'의 아이들과 한 달 정도를 지낸 적 있다. ('간'은 '정원' 이며, '사비온'은 '쑥갓'이라는 뜻이다.)

이곳은 한 건물에 교실을 두 개로 나누어 수업을 하면서 틈틈이 통합 교육을 하고 있다. 정상 아동을 담당하는 간 사비온은 1층에 있고, 장애 아동을 담당하는 간 사크나이(발달 장애 유치원)는 뜰에서 바로 현관으로 연결되는

구조로 2층에 있다.

간 사크나이에는 여덟 명의 어린이와 네 명의 교사가 있다. 기억을 잘 못하는 드보라, 희귀한 신경 질환을 앓는 야엘, 또래에 비해 지능이 낮은 에이탄 등 장애아를 교육한다.

이스라엘 국회는 '이스라엘의 모든 어린이는 제한 없이 교육을 받을 수 있다.'는 법안을 1988년에 통과시켰다. 교육부는 이 법을 실행하는 데 7년의 시험 기간을 거쳤다.

슐로미Shulomi 원장은 장애 아동들이 건강한 아이들의 행동을 배울 수 있어서 그들이 지닌 잠재력을 극대화시킬 수 있다는 데 희망을 두고, 이들을 나름대로 평가하는 방법을 지금도 개선해가고 있다고 했다. 교과목으로 언어 치료, 음악 치료, 스포츠 등을 병행하고 있다.

엄마의 도전 정신

필자는 일전에 《토라 태교》라는 책을 냈다. 그 책은 16년 전에 이스라엘에서 함께 살던 이릿트의 도움으로 유대 전통식 태교에서 얻은 소재로 썼다. 금년 초, 나는 이릿트와 그의 가족을 16년 만에 다시 만나는 기쁨을 가졌다.

어릴 때 헤어졌다가 다시 만났으니 서로가 너무 많이 변했지만 옛날을 회상하며 얼마나 반갑고 기뻤는지 모른다.

그 당시 초등학교 5학년이던 사울Saul은 결혼해서 아내 노아Noah와 함께 탈Tal이라는 예쁜 딸을 안고 왔다. 그리고 노아에게 그녀의 엄마가 열 남매를 낳은 감동적인 이야기를 듣게 되었다.

이스라엘 국회는 '이스라엘의 모든 어린이는 제한 없이 교육을 받을 수 있다.'는 법안을 통과시켰다.

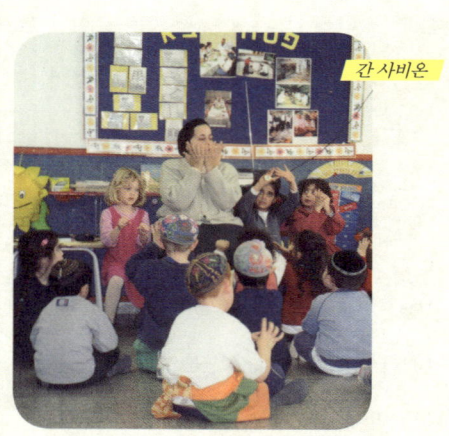

간 사비온

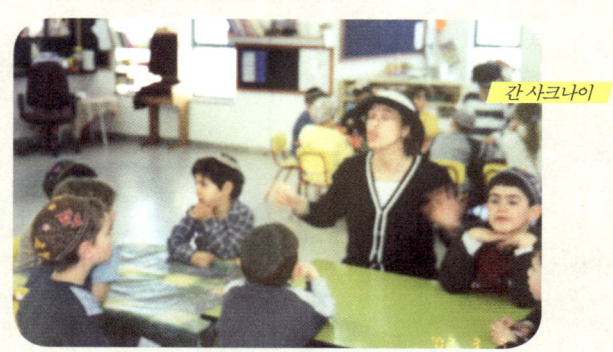

간 샤크나이

발달 장애 유치원

"엄마는 제게 아홉 남매를 주셨어요. 큰언니는 어려서 심한 자폐증을 앓았어요. 엄마는 장애아를 키우는 게 힘들어서 처음엔 둘째 아이를 낳을 엄두가 안 났다고 했어요. 그런 두려움이 있었지만, 엄마는 포기하지 않기로 결심하고 계속해서 건강한 아이를 낳아서 저도 태어났지요."

엄마의 도전 정신으로 노아는 여덟째로 태어날 수 있었고, 사울과 결혼하여 엄마가 된 것이다.

만약 노아의 엄마가 일찍 출산을 포기했다면, 노아는 세상에 태어나지 못했을 것이다. 그럼, 사울은 어떻게 되지? 사랑스런 탈은 세상에 있었겠는가!

사울과 노아 그리고 탈, 이 아름다운 가정을 보면서 엄마라는 한 사람의 용기와 도전이 얼마나 위대하고 가치 있는 일을 이뤘는지 깨닫는다. 한 여인의 도전과 의지로 행복이 온다.

마음의 크기는 1번이 되거라
(후천적 장애를 가진 아들의 어머니의 글)

셋째 아들이 25개월이 되었을 때 신경모세포 종양 진단을 받았다. 그 후로 아들은 끔찍한 수술과 투약과 검진을 겪으며 14년째 살고 있다.

서울대학교병원 내분비과에 꼬박꼬박 정기 검진을 받으며, 곧 중학교 2학년 새 학기를 기다리는 지난 2월이었다.

검진 결과를 받으러 간 날, 주치의는 아들의 키가 열네 살로 멈출 것이라고 말했다. 아들에게 차마 이 말을 할 수가 없었다.

주치의 신충호 박사님은 아들을 다독이며 말씀하셨다.

"네 생각만큼 키가 크지 않을 수도 있단다. 하지만 마음의 크기는 1번이 되거라."

아들의 성장이 멈춰서 앞으로 작은 키로 살아갈 것을 생각하면 마음이 미어지고 아프다. 눈물을 속으로 삭히며 우리 부부는 다짐했다. 의사 선생님의 말씀대로 마음이 큰 사람으로 길러내면 되지 뭐!

"아들아, 온 세상을 품을 수 있는 마음이 큰 아이로 너는 자랄 수 있어. 엄마 아빠가 네 곁에 있지 않니. 우리 도전해보자!"

제 3의 힘, 엄마의 사랑

우수하지 않은 정자가 경쟁에서 이기는 이유가 뭘까? 수억의 정자가 생명이 되려고 난자를 향해 돌진하지만 최종적으로 한 개의 정자만이 난자와 결합해서 수정된다.

성공한 정자는 가장 우수해서일까? 그렇다면 이 세상에 태어나는 모든 인간은 다 우수해야 하는데 그렇지 않다. 3~50억 이상의 세포에서 흠이 있는 인자가 선택된 것은 우연일까? 유전과 환경을 놓고 여전히 말들이 많다.

리브가의 둘째 아들

유전과 환경 외에 제 3의 이유를 들려주는 스토리가 유대인들에게 있다. 이스라엘 2대 시조인 이삭의 이야기다.

이삭의 아내 리브가가 쌍둥이를 임신했는데, 태 속의 아이들이 좁은 자궁에서 전쟁을 한다. 산고로 인해 리브가는 하나님을 찾아가서 자문을 구한 끝에 아이들의 출생 비밀을 알게 된다. 먼저 태어나는 아이가 나중에 태어나는 아이를 섬기는, 즉 두 아이의 운명이 바뀌게 된다는 것이다.

쌍둥이는 무사히 태어났다. 먼저 태어난 아이는 성격, 외모, 피부색, 기질 면에서 탁월했다. 좋은 DNA를 다 차지하고 나왔다. 똑같은 태 속에서 자랐는데 왜 이렇게 달랐을까?

근소한 차이로 먼저 세상에 나온 아이는 맏이라는 이유 하나로 누릴 수 있는 모든 좋은 환경의 혜택까지 누리며 자랐다. 우수한 유전과 좋은 환경이라는 두 날개를 달아준 셈이다. 먼저 나온 아이는 아빠의 사랑까지 독차지했다.

리브가는 나중에 태어난 체중 미달 둘째에게 애정을 쏟으며 키웠다. 그리고 그 아이는 유전과 환경을 극복하고 훗날 위대한 삶을 살게 되었다.[27]

유전이나 열악한 환경도 엄마의 애정 어린 교육으로 얼마든지 바뀔 수 있다는 이야기다. 우수한 DNA보다 중요한 것은 엄마의 사랑이다.

태아의 뇌

아기를 출산할 때 위험의 직접적인 원인은 골반에 비해서 아기의 머리가 클 때이다. 신생아의 머리는 이미 성인의 4분의1 크기에 체중의 약 10%를 차지한다.

뇌 조직이 모태에서 거의 완성되어 나온다는 말은 태아가 완전한 인간이라는 뜻이다. 태아가 생각이 있는 존재라고 믿어온 고대 유대인들은 이런 상상을 했다.[28]

'아기는 대체 무엇을 생각할까?'

태아: 전능자여, 언제까지 이렇게 쪼그리고 앉아 있어야 하나요? 내가 왜 당신의 세상에 태어나야 하나요?

부모가 그 답을 해야 한다. 그래서 부모는 태아와 대화가 필요하다. 이런 의미로 태아 교육의 명분으로 삼는다.

임신에서 출산까지의 기간, 9개월 반을 3개월^{trimester} 단위로 세 번을 나누어 뇌 발달을 살펴보자.

1, 2, 3개월의 뇌 발달

"엄마가 나를 임신하신 사실조차 모를 때 나의 뇌세포가 생기고 있어요.
뇌세포가 생기는 데 21일^{3주} 걸리고
첫 4주 동안은 뇌세포가 분열해서 태반, 탯줄이 형성되고
신경관이 만들어진다고요? 정말 빠른 속도예요!"

수정 후 6주 무렵에는 태아의 척수와 뇌가 만들어지고 척수와 뇌를 이어주는 뇌간이 뇌의 한가운데에 생긴다. 뇌간이 완성되면 자율 신경, 대뇌 변연계가 귀 바로 위쪽(측두엽 안쪽)에 자리 잡는다.

'두뇌가 좋다, 나쁘다'를 결정하는 뇌세포의 기초 공사는 거의 3개월 만에 완성된다. 언어를 듣고 이해하는 좌반구와 우반구, 그리고 측두엽이 만들어지고 기억을 관장하는 해마가 형성된다.

임신 초기에 발달하는 뇌간은 심장 박동이나 내장 기능의 반사적인 운동

을 하는 데 중추 역할을 한다.

4, 5, 6개월의 뇌 발달

"전두엽 뇌가 발달하느라고 입덧이 심하셨지요?

덕분에 나에게는 의식이란 것이 생겼어요.

엄마 목소리가 들려요! 나에게 '태아 교육'이란 거 해줘요!"

임신 중기에는 태아의 감각 기관과 중추 신경이 발달한다. 이 시기에 발달하는 대뇌 반구와 소뇌는 의식적인 활동이나 조절에 관계한다.

감각을 통해 기억하고, 인지 능력이 생기고, 감각과 인지를 통합하며 몸의 균형이 자리 잡힌다. 외부의 경험과 환경, 영양, 자극에 의해 대뇌가 발달한다. 소리, 맛, 피부 자극은 태아의 뇌 발달에 필수적이다.

4개월부터는 조직과 신체 기관이 세밀히 다듬어지면서 5개월이 지나면 인간으로서 생존에 필요한 뇌의 기능과 기관이 완성된다.

7, 8, 9개월의 뇌 발달

"주름투성이의 나의 대뇌. 나에게 의식이 있었다면서

왜 배 속 기억이 하나도 안 나는 거죠?

프로이드는 이것을 '유아 건망증'이라고 했다면서요."

임신 후기에는 대뇌를 감싸주고 감각 기능을 주도하는 주름투성이의 대뇌 피질이 완성된다.

　엄마와의 교감이 깊을수록 태아의 뇌는 발달한다. 엄마의 말을 알아듣고 외부의 위험 신호를 감지하고 판단한다.

　감각 기능과 몸의 균형을 잡아주는 소뇌는 출생 후 1년에 걸쳐 이루어지지만 대뇌 피질은 수정 후 4개월부터 9개월까지 꾸준히 발달한다.

엄마 말을 알아듣는 태아

　　42세에 넷째 아이를 임신한 이혜경 씨는 임신 초기 검진에서 태아의 다운증후군 수치가 상당히 높게 나왔다. 의료진은 아기가 심각한 문제를 갖고 태어날 수 있다며 '결정'을 하라고 했다. 그러나 남편과 의논한 끝에 아기를 믿어보기로 결심했다.

　그녀는 임신 기간 동안 배를 자주 쓰다듬으며 다독였다.

　"아기의 뇌세포들아, 너희가 잘 해줘야 해. 파이팅! 부탁한다."

　그리고 믿음과 격려를 주는 글을 많이 읽어주었다.

　출산이 임박해서 병원에 입원했는데, 일곱 시간을 끄는 진통에 거의 실신 지경에 이르자 의사가 안전을 위해 수술을 권했다.

　　마음이 다급해진 엄마는 아픈 배를 움켜쥐고 어르며 달랬다.

　"아가, 이제 네가 나오지 않으면 수술을 해야만 해. 너도 들었지? 그러니까 이제 어서 나와라."

　그 순간 놀랍게도 진통이 멎고 갑자기 잠잠해졌다. 그리고 한 시간 만에 아기가 자연 분만으로 나왔다.

태아는 엄마의 말을 알아듣는다. 두뇌가 이미 발달했다는 증거다. 출산은 아기와 엄마가 마음을 교감하며 같이 힘을 합쳐서 하는 것이다.

'유대 엄마들은 임신을 안 순간부터 건강한 아이를 순산하게 해달라고 기도한다. 아이가 태어난 후에는 큰 병이나 정신적인 상처로 고통받지 않게 해달라고 기도한다. 아이가 자라는 동안에는 계명과 선행에 헌신하고 훌륭한 인성을 지닌, 자신감 넘치고 행복하고 책임감 강한 사람이 되게 해달라는 기도를 한다.'[29]

― 미리엄 아다한

제 3의 힘, 엄마의 사랑

유전학자 네사 캐리Nessa Carey는 그의 저서 《유전자는 네가 한 일을 알고 있다The Epigenetics Revolution》에서 '경험'은 유전 인자에 흔적을 남긴다는 말을 했다.

그 예로 부모의 똑같은 영향을 받은 쌍둥이라도 신체 조건이 다른 이유가 있음을 들었다. 일란성 쌍둥이도 DNA패턴에 차이가 있으며, 유전적으로 동일한 개인도 태어날 당시에 이미 후성 유전적으로 차이가 있으며 서로 다른 환경에 노출되면 차이가 더 커진다고 한다.[30]

수많은 정자 중에서 하필 그 한 개가 어떤 이유로 생명이 되어 세상에 보내쳤는지, 우리는 알 수가 없다.

　열 명의 자녀를 낳은 노아의 엄마가 보여주었듯이 장애를 극복할 수 있는 사람은 신념과 사랑을 가진 엄마다. 위험을 무릅쓴 도전은 엄마이기에 가능한 것이다.

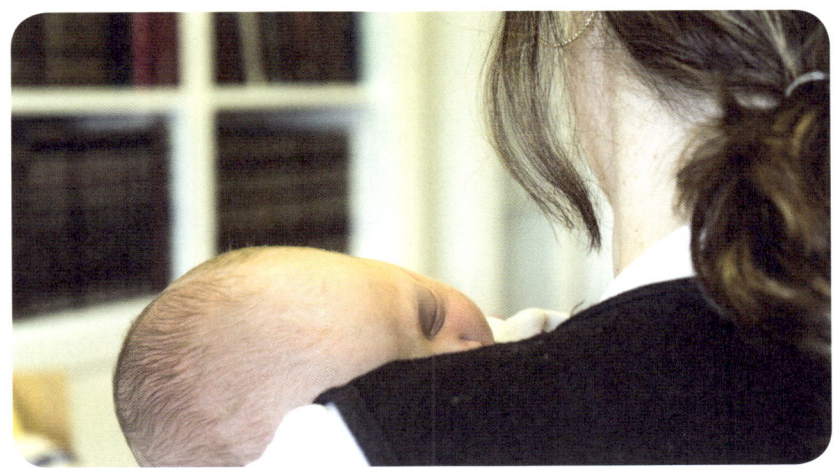

4

낙태를
예방하는 방법

　보건 복지부에 따르면 지난 2011년 우리나라 신생아 수가 47만 100명으로 집계되었는데, 본래는 63만 9천 100명이었다. 그럼 16만 9천 명은 어디로 사라졌을까? 낙태다. 태어나는 신생아 수의 36% 정도가 낙태되고 있는 실정이다. 낙태율만 낮춰도 출산율은 올라간다.

　노석균 영남대 전 총장의 말대로 우리가 만든 아이들을 우리가 지켜주지 못하고 국가의 성장 엔진이 되는 동력을 잃어버린 것이다.[31]

　이스라엘은 낙태 문제를 어떻게 해결하고 있을까? 이스라엘은 1997년에 낙태 허용법이 국회에서 통과해 매년 만 5천 명의 낙태가 합법적으로 행해진다. 출산을 원치 않으면 위원회나 병원에 찾아가서 낙태 이유를 설명하면 간단히 결정된다.

　그런데도 이스라엘의 낙태율이 저조한 이유가 뭘까? 바로 시민들의 힘이다. 시민 단체가 나서서 생명을 되찾아온다.

　'에프랏Efrat C.R.I.B.'은 '낙태 반대 운동'을 위해서가 아니라 낙태의 사전 예

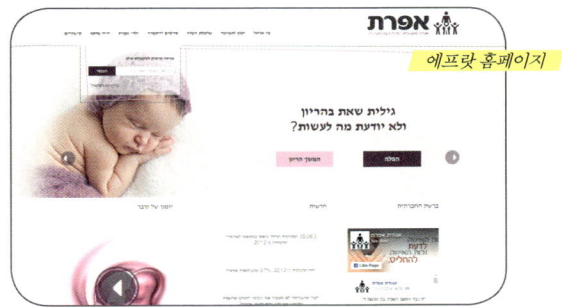

에프랏 홈페이지

낙태를 고려하는 여성들이 상담을 신청하고,
긴급한 도움을 요청할 수 있다.

방과 미혼모의 아이들을 돌보는 일에 적극적으로 나서는 기구다. 자신의 의지와 상관없이 경제적인 문제로, 사회적인 이유로 낙태를 고민하는 여성을 격려하고 출산을 돕고, 물자를 지원해준다.

에프랏

다음은 에프랏의 사회 복지사 룻 티드하르Ruth Tidhar 사무 차장과의 대화 내용이다.

Q 유대인들이 낙태를 하는 이유는 무엇인가요?

A 가장 큰 이유는 경제적인 문제입니다. 이것은 낙태를 생각하는 모든 여성들이 거의 가지고 있는 실제적인 문제지요. 또 다른 이유는 남편이나 남자 친구가 아이를 책임지기 부담스러워 낙태를 강요하는 경우입니다. 근본적으로는 생명을 존중하는 유대 문화에 대한 이해가 부족해서입니다.

Q 에프랏에서 활동하면서 보람을 느낀 적이 있습니까? 구체적인 사례가 있나요?

A 1997년 이래로 지금까지 6만 5천 명 이상의 여성이 저희 기관을 통해서 실제적인 도움을 받았어요. 그 결과 이스라엘의 낙태율은 지난 10~20년 동안 현저하게 감소했답니다.

기억에 남는 사례 한 가지를 말씀 드릴게요. 한 여성의 남편이 30대에 심장 마비로 갑자기 사망했습니다. 슬픔에 잠길 틈도 없이 그녀에게는 더 큰 고민이 생겼습니다. 임신을 한 상태였던 거죠. 그녀는 낙태를 진지하게 고민하게 되었습니다.

그러다가 문득 고등학생 시절에 에프랏에서 낙태 방지 및 출산의 중요성에 관해 배운 기억이 나서 이곳을 찾아왔어요. 그리고 도움을 받아 건강한 아이를 낳았습니다. 몇 년 뒤에 다시 그녀를 만나 이야기를 나누었는

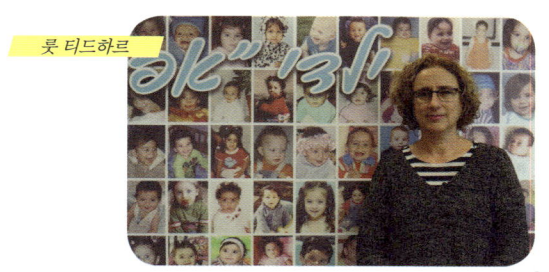

롯 티드하르

지금까지 6만 5천 명 이상의 여성이 저희 기관을 통해서
실제적인 도움을 받았어요.

데, 아름다운 이야기를 들려주었습니다.

"모든 어려움에도 불구하고 생명을 낳기로 선택했을 때, 온 세상이 제게 힘을 주기 위해 돕는 것만 같았어요. 부모님께서도 도와주셨고요. 지금은 재혼해서 아이를 더 낳았습니다. 남편이 제 딸에게 얼마나 따뜻하게 잘해 주는지 몰라요. 지금 저는 행복하답니다."

Q 에프랏에서 낙태 예방을 위해 무엇을 하나요?

A 전국 각지에서 3천 명의 자원 봉사자들이 협조하고 있습니다. 봉사자들은 낙태를 고민하는 사람들의 이야기를 들어주고 힘든 상황을 이해하며 힘과 용기를 줍니다.

또 한편으로는 재정적인 지원을 합니다. 출산을 하면 아기 침대, 유모차, 모빌, 옷, 목욕통을 포함해서 신생아와 산모에게 실제적으로 필요한 물품을 보냅니다. 그 후에 3년간 매달 기저귀, 분유, 식품 등을 배송합니다. 비용은 시민들의 후원으로 충당합니다. 그만큼 이 일을 가치 있게 여기고 기부하는 분이 많습니다.

Q 출산을 원하지 않는 임산부에게도 출산을 장려하나요?

A 우리의 경험에 비추어 볼 때, 낙태를 결정한 여성들은 하나같이 후회를 합니다. 결국에는 죄책감과 상처가 남지요. 하지만 용기를 내어 아이를 낳은 6만 5천 명의 엄마들이 후회하는 것을 본 적이 없습니다. 아이가 있음에 감사의 마음을 갖지요. 이 통계가 답을 말해준다고 생각합니다.

Q 에프랏의 모토는 무엇인가요?

A 돈이 없는 형편이 생명을 끝낼 이유가 되어서는 안 된다는 것입니다.

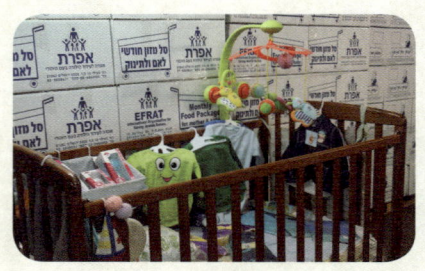
출산을 하면 산모와 신생아에게 필요한 물품을 후원해준다.

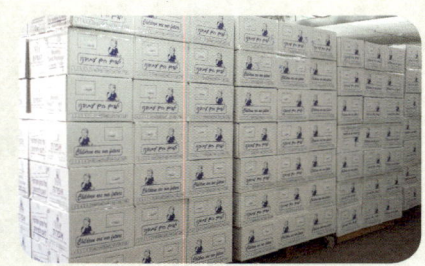
3년 동안 매달 아기에게 필요한 물품을 배송한다.

이 모토가 토라를 바탕에 두고 있는 것이냐고 묻는다면 '그렇다'고 할 수 있습니다. 토라에는 생명을 가장 고귀한 가치로 여깁니다.

Q 한국이 저출산 극복을 위해 해야 할 일은 무엇이라고 보십니까?

A 먼저 문화적 상황을 바꿔야 한다고 봅니다. 예를 들어 TV광고에서 많은 아이들이 있는 행복한 가정의 모습과 대가족의 아름다운 모습을 보여줄 필요가 있습니다. 저임금으로 살아가는 정통파 유대인들은 아이가 많더라도 신앙 때문에 낙태를 하지 않습니다.

대화의 핵심은 낙태는 교육을 통해 예방할 수 있다는 것이다. 그리고 낙태를 본인의 의사라고 방관하지 말고 적극적으로 그들의 출산을 도와야 한다는 것이다. 생명의 가치를 고귀하게 여기는 유대인들의 신앙도 큰 몫을 한다.

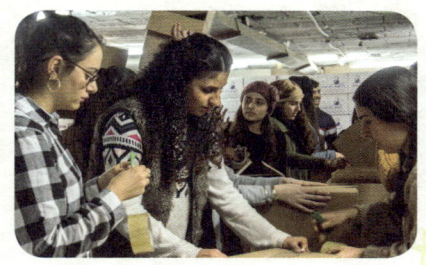
에프랏의 물류 창고에 자원 봉사자들이 와서 배송할 물품을 정리하고 있다.

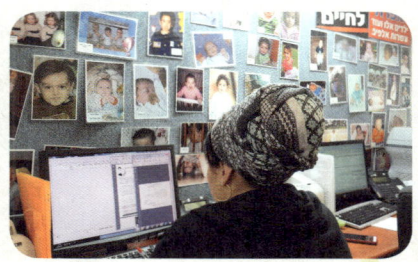
에프랏 사무실

정부는 낙태 허용법을 만들었지만, 시민 단체는 교육과 실제적인 도움으로 생명을 살리고 있다. 그들에게는 '세상을 고친다'는 뜻의 '티쿤 올람tikkun olam' 사상이 몸에 배어 있다. 행동하는 시민이 현명하다는 것을 그들은 알고 있다.

우리나라는 사실, 낙태 예방 운동가들이 더 많은 나라다. 낙태반대운동연합, 베이비 박스Baby box로 아이를 살리는 기관, 사찰의 불자들 외에도 많은 시민 단체들이 사회의 관심 밖에서 조용히 움직인다. 아기 수출국이라는 오명을 가진 우리가 2012년에는 국내 입양이 1,125건에서 1,811건으로 늘어난 대신 해외 입양은 755건에서 236건으로 줄어든 것도 이들의 힘이다.

그런데 우리나라 10대 청소년 사망 원인 중에 자살이 제일 높은 것으로 나타났다. (통계청, 2014년) 원인이 어디에 있을까? 태아 시절에 낙태의 위협을 느낀 경험이 있는 아기는 태어나서도 생의 의욕이 현저하게 떨어지며 생명에 대한 거부 반응을 보인다는 것은 이미 밝혀진 사실이다. 낙태 예방을 위해서 미혼모 지원 정책도 만들고 사회가 다 같이 노력해야 할 일이다.

책임

　　　　13년 전, 동네 이웃 중에 항상 명랑한 여인이 있었다. 그 당시 42세였던 김필순 씨 이야기다.

　김필순 씨에게는 고등학교 2학년인 아들이 있었는데, 교제하던 여학생이 덜컥 임신을 했다.

　여학생의 부모는 이혼을 해서 할머니와 살고 있었다. 퇴학 처분 통보를 받았을 때, 학교로 돌아갈 수 있도록 중재할 가족이 아무도 없었다.

　김필순 씨는 아들과 의논 끝에 여학생의 학교에 찾아가서 휴학계를 내는 것으로 학교와 합의를 본 후, 여학생을 며느리로 받아들였다. 며느리가 딸을 낳자, 43세에 할머니가 된 김필순 씨는 아기를 맡아 기르기로 하고 며느리를 복학시켰다.

　가장이 된 아들은 고등학교 졸업 후 카센터에서 성실히 일을 하며 가족의 생계를 책임지고 있었다. 철없이 저지른 불장난의 대가를 톡톡히 치르고 있는 모습을 보면서 안타깝기도 하면서 한편으로는 기특했다. 인사성도 밝고 하는 일이 재미있는지 항상 당당하고 싱글벙글이다.

　대학에 진학하는 것보다 더 소중한 가치는 자신이 한 행동에 책임지는 태도가 아닐까. 대학은 원하면 언제든지 갈 수 있지만 생명을 지키는 일을 내팽

개치고 갈 만큼 중대한 것은 아니라는 생각이다.

비록 쉽지 않은 결정이었지만, 아들도 얻고 며느리에 손주들까지 얻은 것이 좋은 선택이 아니었냐는 김필순 씨. 그녀는 여전히 밝고 명랑하다.

탈무드에는 '신은 왜 아담 한 사람만 창조했을까?'라는 질문을 던지고서 이런 답을 준다.

'한 사람을 망치는 것은 전 세계를 멸망시키는 것이다.'

그렇다. 무책임한 행동으로 한 사람을 엉망으로 만드는 것은 우주를 멸망시키는 것과 다름없다. 한 아기를 살리는 것은 결코 작은 일이 아니다.

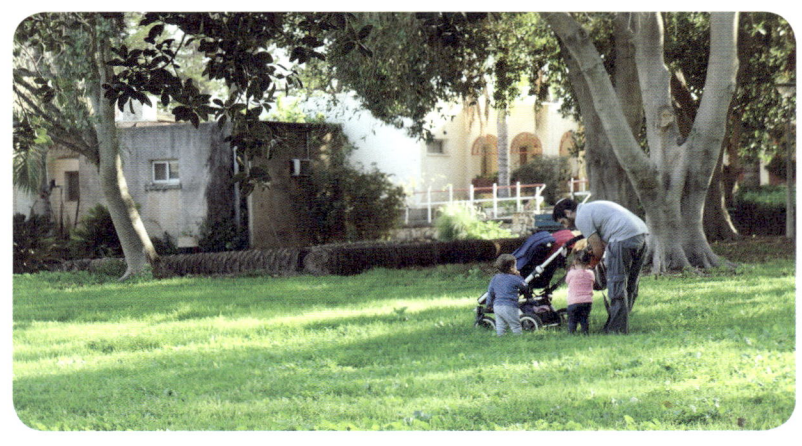

Secret 05

태교

임신 전부터 시작하는 태교

신비로운 5개월(임신 초기)

유대인들의 태교법

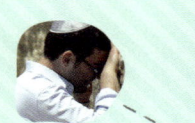
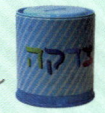

바다에 나갈 때는 한 번 기도하고,
사막을 여행하는 사람은 두 번 기도하고,
아이를 병마로부터 지키려면
세 번 기도하고, 임신한 여인은
네 번 기도해야 한다.
- 탈무드

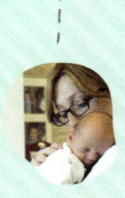

신비로운 5개월
임신 초기

인류사의 비경은 여성의 몸에서 생명이 잉태되는 것과 그 호기심이 아닐까? 탈무드에는 이러한 기록이 있다.

'태아의 양손은 양쪽 관자놀이 위에 있고 양 발꿈치는 엉덩이에, 머리는 양 무릎 사이에 끼여 있다. 입은 닫혀 있고 배꼽은 열려 있다. 태아는 어머니가 먹은 것으로부터 영양을 섭취하고, 수분을 흡수한다. 그러나 태아는 엄마의 목숨을 빼앗지 않기 위해서 배설은 하지 않는다. 태아가 세상의 대기 속으로 나오면 닫혀 있던 것은 열리고, 열려 있던 것은 닫힌다.'[32]

베샤아 토바!

이스라엘은 임신을 확인한 후, 의사가 임산부에게 하는 첫 마디가 '베샤아 토바(B'Shaah Tovah, 좋은 시간에)'다. 이 말은 배 속 아기가 유성이 일직선에 놓이는 운이 좋은 시에, 좋은 운을 타고 태어나길 바란다는 뜻이다.

동양 풍습에도 아기가 태어난 시時가 운을 조절한다는 믿음이 있는데 유대인들도 별에 대한 환상이 있다.

지구가 태양과 일직선상에 놓였을 때 태어나면, 특출한 사람이 되고 태양이 어떤 유성으로부터 빛을 받지 않듯 태어날 아이는 독립적인 사람이 될 것이라는 등 사람이 태어난 날의 시와 유성에 의해 운명이 정해진다고 믿기도 한다. 시간뿐 아니라 어느 요일에 태어났느냐가 개인의 성격과 운명에 영향을 준다며 요일에 특별히 관심을 두기도 한다.

유대 엄마들이 제일 피하고 싶은 분만 요일은 토요일이다. 모든 일을 멈추고 쉬는 안식일에 아기가 태어나면 의사, 간호사들이 일하게 되고 사람들이 그 산모를 시중들게 만든다는 이유에서다. 그래서 안식일에 출산하지 않기를 바라는 뜻에서 '베샤아 토바'라는 인사를 한다.

하지만 분만 예정일이 적중하는 것을 보았는가? 랍비 부인 바티야는 산모와 아기를 돌보는 것이 우선이라는 이야기를 들려준다.

"어느 대속죄일(참회와 화해를 선포하는 명절)이었습니다. 기도를 인도하기로 한 랍비가 1시간이나 늦게 나타난 바람에 야단이 났지요. 랍비는 남편 없이 혼자 아이를 낳는 산모를 도와주느라 늦었다고 말했습니다."

출산은 유대인들에게 가장 중요한 안식일보다 우선이다. 생명을 낳는 일을 가장 성스럽고 존중받는 일로 여긴다.

임신 초기의
휴식

일하는 임산부는 출산 후의 휴직도 필요하지만 임신 초기 휴가가 사실은 더 필요하다. 임신 초기에 자연 유산을 얼마든지 예방할 수 있고, 염색체 이상으로 아기를 잃는 중대한 요인이 되는 스트레스도 피할 수 있다.

임신 초기는 절대적으로 심신의 안정이 필요하다. 스트레스는 아기에게 해로운 호르몬을 분비하므로 특히 조심해야 한다. 직장에 나가는 임산부는 월차를 아꼈다가 임신 초기에 휴직할 것을 권한다. 스트레스로 화를 내고 짜증 내면 결함을 제공할 뿐 아니라 근육, 관절, 골반이 틀어질 수 있다.[33]

랍비 레흐 나흐만은 임산부가 화를 자주 내면 출산할 때 진통을 심하게 하게 된다고 한다. 화가 난 상태에서 하는 말들은 결국 본인에게 돌아가며 혈류를 통해 태아에게 전달된다. 태아는 그것을 자신의 꾸지람으로 받아들인다.

유대인의 임신은 안식일의 빵 덮개를 연상하게 한다. 안식일 식탁에는 세 가닥으로 꼬은 할라 빵과 포도주가 놓인다. 빵 접시는 덮개로 씌워져 있다. 가족 모두 포도주를 들어서 축하와 화해의 잔을 나눈 후에야 덮개를 연다. 포도주에게 먼저 축사를 하면 할라 빵이 섭섭해 할까 봐 그런단다.

유대 현자들은 이런 풍습에서 얻은 교훈을 임산부와 자녀 교육에 적용한다. 빵을 이토록 배려하는데, 하물며 아이의 감정은 얼마나 더 세심하게 살펴줘야 하느냐.[34] 태아에게도 그렇게 대해줘야 한다.

신비로운 5개월

　　　　동서고금을 막론하고 임신을 하면 약 5개월 동안은 임신 사실을 숨길 만큼 몸가짐을 신중히 했다. 잉태한 여자의 몸 안에 신비롭고 비밀스런 일이 진행되고 있다고 여겼기 때문이다.

　랍비 부인 바티야는 이렇게 말한다.

　"가장 귀한 것은 소중히 감추어둡니다. 누가 봐도 임신을 알아차릴 정도로 배가 불러올 때까지 유대 엄마들은 임신 사실을 가급적 알리지 않습니다."

　임신을 감춘다는 의미는 신중히 행동하고 겸손하게 처신하라는 뜻이 더 깊다.

　직장에 다니는 임산부는 임신 사실을 감추지 말고, 상사와 동료에게 알려서 배려를 받도록 하는 것이 좋겠다.

2
유대인들의
태교법

레나는 예루살렘에서 저소득층의 사람들, 소외 계층을 대상으로 가족 치료 상담과 물자 지원을 하고 있다. 레나에게 유대인들은 어떤 태교를 하는지 물었다.

"정해진 법이 없고 각기 나름대로 합니다. 저 역시 교육으로 배운 것이 아니라 임신 4개월이 되었을 때, 아기가 움직이는 것을 느끼고 배를 만져주는 일을 했을 뿐입니다."

내 아이에게 더 나은 인생을 물려주고 싶다면 태교는 해야 하는 것이다. 열 달 태교는 일생을 좌우한다.

기도
태교

태교는 특별할 것이 없다. 명상이나 기도는 간단하지만 누구나 할 수 있는 효과적인 태교다. 명상과 기도는 혈압을 낮추고, 전두엽의 활동을 크게 증가시킨다는 연구 결과가 있다.

유대인들은 기도를 '아보다 쉐브레브^{마음의 노동}'이라고 말한다. 기도는 히브리 어로 '트필라'인데, '자신을 심판하다^{레히트팔렐}'는 뜻에서 나왔다. 유대인은 기도를 하면서 자신을 돌아보고, 하나님 앞에서 자기 존재를 성찰한다. 기도는 유대인의 삶에서 가장 중요한 것으로, 그들은 어려서부터 끈질기게 기도하는 훈련을 받는다. 인내심과 집중력을 높이는 데 기도만큼 좋은 것은 없다.

탈무드에 이런 글이 있다.

'바다에 나갈 때는 한 번 기도하고, 사막을 여행하는 사람은 두 번 기도하고, 아이를 병마로부터 지키려면 세 번 기도하고, 임신한 여인은 네 번 기도해야 한다.' [35]

태아는 소리에 집중을 잘 한다. 특히 공명이 잘되는 저음에서 높낮이가 뚜렷이 변하는 목소리에 강하게 반응한다. 그래서 아빠의 목소리를 태아에게 들려주는 것이 좋다. 낮은 소리로 하는 기도는 태아의 우뇌를 발달시켜 창의력이 자라게 한다.

입에서 나오는 좋은 말이나 감사의 파동은 강한 힘을 발휘하는 에너지로 돌아온다. 소리가 만들어내는 파동은 공기의 흐름을 진동시키고 공명되어 우주로 퍼져나간다.

유대인들은 아기가 말을 하는 세 살이 되면 축복과 감사의 기도문부터 가르친다. 정서적 안정감, 사물을 대하는 친밀감, 창조적이고 긍정적인 자아관과 세계관을 갖도록 한다.

아기 피부를 자극하는 아미다

히브리 대학교 안에 회당이 있어서 갔더니, 거의 만삭에 가까울 만큼 배가 부른 여학생이 서서 몸을 앞뒤로 살짝살짝 흔들어가며 기도 책을 읽고 있었다. 저렇게 오랫동안 서서 몸을 흔들다니, 유대인들의 기도는 좀 유별나다.

곧게 다리를 펴고 서서 몸을 앞뒤로 살살 흔들며 하는 기도를 '아미다 amidah'라고 한다. 아미다는 '서서 드리는 기도'를 말한다. 토라에 나오는 천사들이 하나님께 봉사하는 자세가 '그들의 다리는 곧고'라고 묘사된 데서 유래했다.[36]

현대 의학에서는 임산부가 적당히 몸을 흔들면 양수가 아기 피부를 자극해서 창의력이 뛰어난 아이가 태어난다고 한다. 양수가 흔들릴 때, 태아의 피

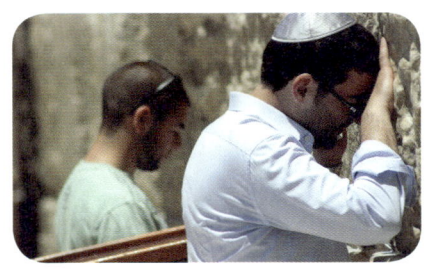

통곡의 벽에 서서 기도하는 남자들

부가 자극을 받는다. 이는 태아의 뇌가 골고루 발달될 수 있는 계기가 된다.

피부를 '제2의 뇌'라고 말하는데 근거가 있다. 임신 4주의 태아 세포는 3층으로 만들어진다. 바깥층은 외배엽, 중간은 중배엽, 안쪽은 내배엽으로 차별화된다. 이들은 각각 다른 기관으로 발달하게 되는데, 피부와 뇌는 가장 위쪽에 있는 외배엽에서 생겨난다.[37]

피부는 외부 자극을 뇌에 전달해서 느끼게 하는 감각 수용기이며, 오감 중에 피부 감각이 차지하는 면적은 가장 넓다. 그만큼 피부 자극은 뇌에 전달된다.[38]

아기를 5천 명이나 돌본 영국의 육아 전문가 트레이시 호그 Tracy Hogg는 이렇게 조언한다.

"아기를 달랠 때는 양옆이나 위아래가 아니라, 앞뒤로 흔들도록 하자. 아기가 태어나기 전에는 엄마가 걸을 때마다 배 속에서 앞뒤로 흔들렸기 때문에 그런 움직임에 익숙하고 안정감을 느낀다."[39]

선행
태교

어떻게 하면 심성이 어질고, 좋은 성품을 가진 아이가 태어날까? 토라에는 범죄자의 뇌는 이미 엄마 배 속에서 만들어진다는 말이 있다.

'악한 사람은 모태에서부터 곁길로 나아갔으며, 거짓말을 하는 자는 제 어머니 배 속에서부터 빗나갔구나.' 시편 58:3

유대 임산부들은 아침마다 기부 저금통에 동전 한 닢을 떨어뜨리는 습관이 있다. 그리고 두 손을 가슴에 모으고 이렇게 기도한다.

"하나님, 열어지게 하는 힘과 손을 펴서 베푸는 이 행위를 허락하소서. 나의 태가 열리도록 도와주소서!"

좋은 아이를 기르는 일이라면 부모는 무엇이든 기꺼이 하지 않을 수 없다. 배 속의 아기를 의식하고 기부 같은 선행을 하다 보면, 엄마는 선한 사람이 될 수 있다. 그러면 아기도 선해진다.

아기는 엄마와 연결되어 있다. 엄마가 무엇을 먹는지에 따라 태아의 몸이 빚어지듯이 엄마의 감정 또한 중요하다. 쯔다카(기부)는 엄마 마음에 기쁨을 주는 행위이며, 엄마가 아기에게 하는 선행 교육이다.

선행 태교는 부부가 함께 하면 더 좋다. 아빠도 아침마다 동전 한 닢을 떨어뜨리면 아빠가 되었다는 것을 늘 인식하게 되고 매사에 성실할 수 있다. 선행은 배로 늘어난다.

일찍이 우리 조상들도 부모가 착한 일을 하면 어진 아기가 태어난다고 해

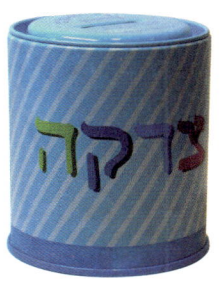

쯔다카를 위한 기부 저금통

서 선행을 중시했다. 조선의 영조가 15세 손자(후에 18대 정조)에게 태교법을 물었다.

"임신 중에 착한 일을 하면 그 아들이 나서 저절로 어진 사람이 됩니다."

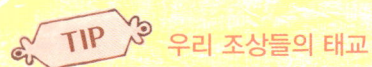
TIP 우리 조상들의 태교

'산후 백일 안에 있는 자는 사역을 시키지 말라.' 일찍이 이 법을 세웠으나 그 남편에게는 전연 휴가를 주지 아니하고 그 전대로 일을 시켜 산모를 구호할 수 없게 되니, 이제부터는 사역인의 아내가 아이를 낳으면 그 남편도 만 30일 뒤에 복무하게 하라.
_《조선왕조실록》 세종 16년 4월 29일

이름난 의사는 병이 생기기 전에 미리 다스리고, 아이를 잘 가르치는 자는 태어나기 전부터 시작한다. _《태교신기》

어른에 대해서 훈계함이 어찌 태 안에서 가르치는 힘만 하겠는가. 무릇 태란 천지의 시발이요 음양의 근본이며, 조화의 원동력이요 만물을 담는 그릇이니라. _《태교신기》

잉태 시 부친의 청결한 마음가짐은 모친의 열 달 못지않게 중요하다. 헛된 욕망이나 요망하고 간악한 기운이 몸에 붙지 않게 하는 것이 자식을 가진 부친의 도리다. 고로 아기가 똑똑지 못한 것은 부친 탓이다.
_《동의보감》

왕비가 임신하면 임신 3개월부터 거처를 별궁으로 옮기고 태교에 집중해야 한다. _《세종실록》

책 읽기
태교

임신 중에 칼슘이 부족하면 잇몸이 붓고 치아가 흔들리고 잇몸에 염증이 생기는데, 잇몸 세균이 혈액을 통해 온몸에 퍼질 수 있다. 임신을 하면 정상이던 혈압이 불규칙적이고 당뇨나 관절, 치아까지 약해진다.

임신 8주가 되면 태아의 뼈세포가 처음 나타나는데, 뼈세포의 생성을 기점으로 발아는 배아가 된다. 2개월이면 혀와 이의 싹이 돋아나고 손, 손가락과 무릎, 발목, 발가락의 관절이 생긴다. 이 시기에 임산부는 태아에게 칼슘과 영양분을 빼앗겨서 관절과 뼈마디가 시리고, 쑤시고, 치통에 얼굴마저 붓게 된다.

이때 책을 소리 내어 읽으면, 읽는 동안 타액이 계속해서 나오므로 자연적으로 구강 치료가 될 뿐 아니라 관절과 태아의 뼈세포를 튼튼하게 한다. 유대 엄마들은 토라를 소리 내어 암송하는 것이 건강에 좋은 반응을 준다고 한다.

유대 임산부들은 통증이 오면 소리 내어 책을 읽는다.

솔로몬은 이렇게 가르쳤다.

'이것이(토라가) 네 몸에 양약이 되어 네 골수를 윤택하게 하리라.' 잠언 3:8

'그것을(토라를) 네 눈에서 떠나게 하지 말며, 네 마음속에 지키라. 그것은 얻는 자에게 생명이 되며 그의 온 육체의 건강이 됨이니라.' 잠언 4:21~22

일상 생활이 태교다

출산한 지 2주가 된 케드바에게 태교법을 물었더니, 임신했다고 해서 하지 말아야 할 것도 없고 하라는 것도 특별히 없다고 해서 좀 놀랐다. 유대 엄마들에게 임신은 특별한 것이 아니라 그저 '생활의 연장'이라는 것이다.

음식 태교를 어떻게 했는지 물었더니 청량 음료나 자극적인 인스턴트는 안 먹고, 그냥 평소 먹는 대로 먹었다고 한다.

유대인들이 평소에 먹는 음식이란, 우리가 특별하다고 생각하는 코셔(레위기 11장에 따른 정결 음식)를 뜻한다.

나는 다시 기부(쯔다카) 태교를 했는지 물었더니, 늘 해오는 생활 습관이지 임신을 했다고 해서 특별히 하는 것이 아니란다. 일상 생활이 태교다.

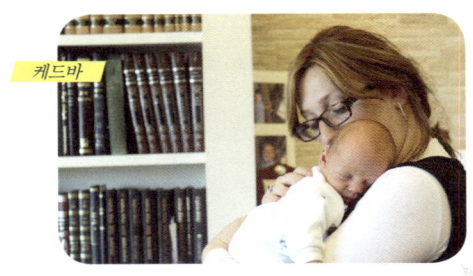

케드바

임신은 특별한 것이 아니라 생활의 연장이에요.

TIP 우리 선조의 음식 태교

중국 송나라 주희가 쓴 《소학》 입교 제 1장, 우리 조상들이 쓴 《계녀서》, 《규합총서》, 《태교신기》, 《해월신사법설》 등에서 말하는 음식 태교는 알고 보면 '코셔'를 먹으라는 내용이다.

'뼈 없는 건어물, 우렁, 가재, 나귀 고기, 말고기는 사미(邪味)한 음식이니 먹지 말라. 비늘이 없는 물고기를 먹으면 난산한다. 게를 먹으면 아이 입술이 갈라진다.'

이러한 식품군은 토라에서도 금지한다.

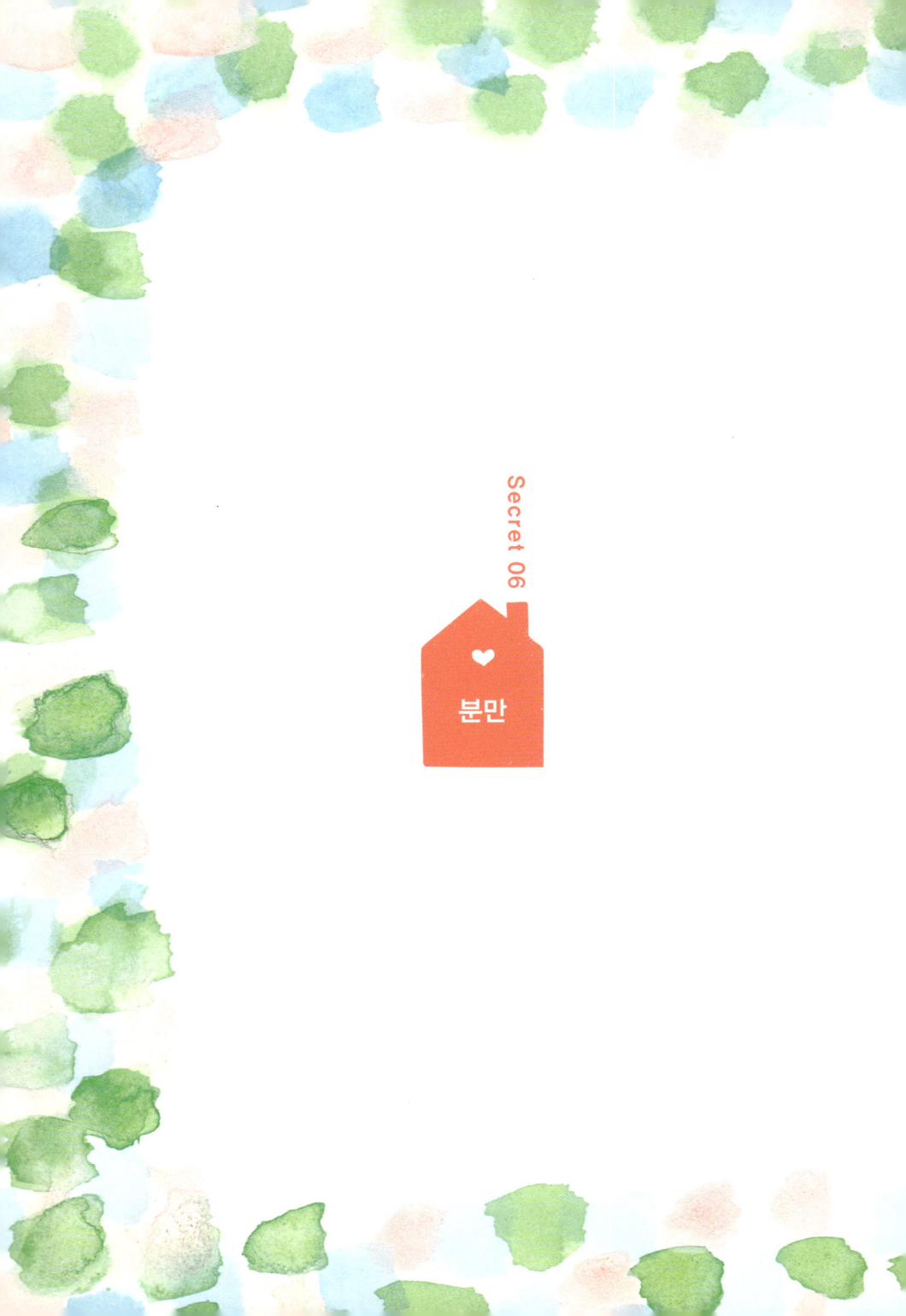

Secret 06

분만

그들만의
순산 비결

스토리 분만법
이스라엘의 분만실 스케치
산후조리

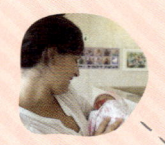

옹기장이가 손에 든 점토를 가지고
아름다운 예술품을 빚어내듯이
진통 중에 옹기장이를 생각하면서 창조
과정으로 승화시키는 내면의 힘을 얻는다.
출산은 아름다운 예술 작품을
탄생시키는 순간이다.

- 랍비 다니엘 저드슨

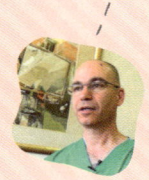

스토리 분만법

분만의 고통을 쓰나미처럼 불시에 들이닥치는 대지진에 비교해본다. 아기가 언제 나올지 그 정확한 시간을 아무도 모른 채 일어나는 것이 분만이다.

건강한 아기가 태어나려면 무엇보다 출산의 고통을 최소화하고 순산하는 것이 중요하다. 어떻게 하면 고통과 위험 부담을 최소한으로 줄일 수 있을까? 유대 엄마들의 순산 노하우를 들어보자.

수술은
최후의 수단이다

하르 하쪼핌의 하닷사 메디컬 센터 분만실 책임자 하가이 교수는 그 병원에 분만실이 생긴 지 30년이 되었다고 한다. 한 달에 평균 350명의 아기가 태어나니까 1년에 4천 명 정도가 되고, 지난 30년 동안 약 12만 명 정도의 아이가 태어났다고 자랑한다.

이스라엘은 높은 출산율을 유지하면서 점점 자연 분만에 대해 심도 있게

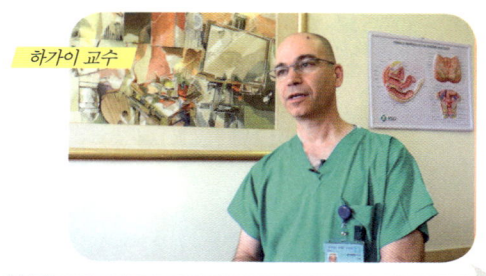

하가이 교수

출산은 정신력의 문제라고 봅니다. 유대 여성들은 임신과 출산을 당연한 것으로 인식하기 때문에 두려워하지 않습니다.

연구해온 것 같다. 풍부한 분만 경험을 바탕으로 아기가 언제쯤 나올지 예측해서 대비하고, 태아가 보내는 신호를 잘 감지하여 수술 분만율을 최대한 낮추고 있다.

하가이 교수와 순산 조건에 대한 대화를 했다.

Q 순산하는 좋은 방법이 있나요?

A 이스라엘은 자연 분만과 순산을 위해 많은 돈을 투자하는데 그 결과가 좋게 나타나고 있습니다.

Q 유대 여성의 군 복무 경험이 출산에 도움을 주지 않을까요?

A 제 생각에 출산은 체력이 아닌 정신력의 문제라고 봅니다. 우선 유대 여성들은 기본적으로 임신과 출산을 당연한 것으로 인식하기 때문에 두려워하지 않습니다. 물론 첫아이를 낳을 때는 힘이 들겠지만, 임신과 출

산은 그저 삶의 일부이며 일상이라고 여길 뿐이에요. 출산율이 높은 나라일수록 회복 속도도 빠른 편입니다. 출산 후의 유대 여성과 한국 여성은 회복하는 시간의 차이가 있을 것 같습니다.

Q 이스라엘의 수술 분만율은 어떠합니까?

A 약 20%정도 됩니다. 자녀를 한두 명 낳는 경우보다 많이 낳다 보면 그만큼 수술률도 높아지게 마련이지요. 하지만 수술은 최후 수단입니다.

임신과 출산을 병적으로 두려워하거나 특별한 것으로 인식하지 말라는 것이 하가이 교수의 충고다. 산부인과 병동病棟이란 표현부터 고쳐야겠다.

아기 돌리기 선수

유대 엄마들은 자연 분만을 당연시하고 의사들도 자연 분만으로 아기가 나올 수 있도록 최대한 협조한다. 자연 분만을 격려하는 의사들은 산모가 24시간이나 진통을 겪어도 수술실로 가지 않고 기다린다. 수술은 정말 최후의 선택이라는 것을 이스라엘에서 체험했다.

텔아비브의 레이다Reida 병원에는 '아기 돌리기yifuk 선수'라는 별명을 가진 50대 초반의 하가이 간티Hagai Ganti라는 의사가 있다.

그는 태아가 34주가 되어도 머리를 아래로 자세를 바꾸지 않으면, 초음파를 보면서 산모의 배를 살살 만져 태아의 위치를 바로잡아 자연 분만할 수 있도록 만든다. 이스라엘 TV 채널10에 소개되어서 더 유명해졌는데, 수술하지 않고 자연 분만하려는 집념에서 나온 기술이라고 한다.

우리나라에는 초음파 없이 손 감각으로만 역아를 돌리는 천재적인 기술을 가진 조산사가 있다. 지난 30년 동안 진주시 일대의 아기들을 받아낸 노련한 산파 고미자 씨다. 마치 산모의 배 속을 훤히 들여다보는 듯이 탁월한 감각으로 아기의 뇌를 손상시키지 않고 역아를 돌리는 실력자로 알려져 있다.

하가이 교수가 언급했듯이, 자연 분만으로 순산하려면 정신력이 중요하다. 유대인들은 분만을 조상의 이야기와 연결시킨다. 토라에 등장하는 사라, 리브가, 레아, 라헬, 한나 등 조상들의 경험담을 통해서 정신력을 강화하는 것이다.

동양의 태교가 '교훈' 중심이라면 유대인들은 생생한 '체험 스토리' 태교를 한다고 할까. 교훈이 각성 효과를 준다면 스토리는 체험 학습 효과를 준다. 간접 경험을 통해서 미리 해본다. 그래서 유대인들의 분만법은 다이나믹하다.

분만의 힘, 이미지 상상

산모와 아기의 건강을 위해서 무엇보다 순산을 해야 하는데, 전 생애에 걸쳐 출산처럼 놀랍고 고통스런 경험이 어디 있을까? 아기를 낳을수록 쉬워지는 것이 분만이라 해도 대체 유대 엄마들은 그 고통을 어떻게 이겨내고 많은 아이를 낳는 걸까?

홍해

홍해의 기적으로 널리 알려진 모세는 이스라엘 백성들을 이집트에서 이끌고 탈출시키다가 거대한 홍해를 만났다. 히브리 어로 이집트는 '좁은 장소^{미쯔라임}'라는 뜻이다.

유대 임산부는 이 장면을 마치 태아가 좁은 산도를 통해 나오는 것처럼 상상한다. 그런데 홍해가 일순간에 '쫙' 갈라지면서 이스라엘 백성들이 걸어서 홍해를 건넜다.

유대인들은 임산부가 홍해를 연상하면 자궁이 확 열려서 아기가 쉽게 나온다고 믿는다.

시내산

시내산은 유대인이라면 가장 인상 깊은 산으로 기억하는 곳이다. 유대인들은 이 시내산에서 하늘의 문이 '쫙' 열리고, 조상들은 하나님이 강림하는 장관을 보았고, 토라를 받았다고 믿는다. 말하자면 개천開天이다.

유대 임산부는 분만이 다가오면 시내산 사건을 출산과 연결 짓는다. 하늘의 문이 열리는 이미지를 상상하면 자궁이 쉽게 열린다고 믿는다. 분만을 앞두면 '열린다'는 자기 암시가 중요하다.

펼쳐 놓은「토라」

이스라엘은 임신 9개월이 되면 남편이 아내 앞에 긴 두루마리로 된 토라를 펼쳐 놓는 풍습이 있다. 임산부는 펼쳐진 토라를 보며 자궁이 자연스럽게

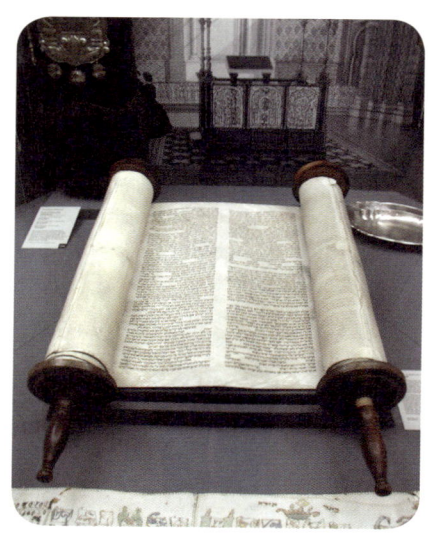

토라 두루마리

열리는 상상을 한다.

엄마의 상상은 배 속 아기의 심상에 투사되어 아기도 세상에 나오려는 의지가 강화된다고 한다. 이러한 상상을 통해 임산부뿐 아니라 태아에게 신성함과 고결함을 부여한다.

트찌림, 돌쩌귀

'트찌림Tzirim'은 출산이 임박해서 오는 진통을 묘사하는 히브리어 단어로 돌쩌귀를 뜻한다. 엄마의 골반은 아기가 문을 열고 나오도록 움직이는 돌쩌

귀와 같다는 의미다.

진통이 올 때 문이 열리는 과정을 상상하면 진통을 받아들이게 되고 그러면 분만이 쉬워진다고 믿는다.

아기와 함께 '매듭 풀기'

임신을 고대 히브리 어로 '촐라cholah'라고 한다. 이 단어는 '순환시키다, 돌리다'라는 뜻이다. 반복되는 자궁 수축이 마치 매듭이 묶여 있다가 풀리는 것을 반복한다고 해서 붙여진 이름이다. 유대 엄마들은 진통을 매듭으로 상상한다. 묶였다가 풀렸다를 반복하면 아기가 나온다고 한다.

이 촐라cholah가 복수 형태가 되면 '차발림chavalim'이 되는데, '차발'은 '함께 묶는다'는 뜻이다. 아기와 '함께' 매듭을 풀어간다고 상상하고 아기와 호흡을 맞추면 고통을 견딜 수 있다고 믿는다.

진통을 하는 동안 아기와 엄마가 서로 협력해야 분만이 순조롭게 이루어진다. 그렇다, 자연 분만은 자녀와 엄마의 무의식에 연대감을 형성한다.

분만의 고통을
환희로 바꾸다

'피할 수 없으면 즐겨라.'라는 말이 있듯이, 불가항력인 분만의 고통도 즐길 수 있다면 순산하는 것도 어렵지 않을 것 같다. 앞에서 언급한 상상의 요소들은 유대 엄마들의 분만의 고통을 환희로 바꾸어주는 힘이 있다.

심캇 토라

이스라엘의 대명절인 초막절 마지막 날에는 유대인들 모두가 거리로 나와 두루마리로 된 토라를 가슴에 안고 행진을 한다. 이 축제를 '심캇 토라Simchath Torah'라고 한다. '심캇 토라'는 히브리 어로 '토라의 기쁨'이라는 뜻이다.

커다란 토라 두루마리를 안고 걷는 모습을 두고, 임신한 여인이 아기를 배에 담고 걷는 모양과 매우 흡사하다고 한다. 분만을 앞둔 임산부들은 진통이 오면, 어린 시절 두루마리 토라를 가슴에 안고 행진하던 때를 떠올린다. 고통을 기쁨으로 바꾸는 데 크게 도움이 된다고 믿는다.

유대인들에게는 태아가 엄마의 영향을 받기보다 토라의 영향을 직접적으로 받기를 바라는 열망이 있다. 이 상상은 분만의 고통을 환희와 감사와 보람으로 바꿔주는 계기가 된다.

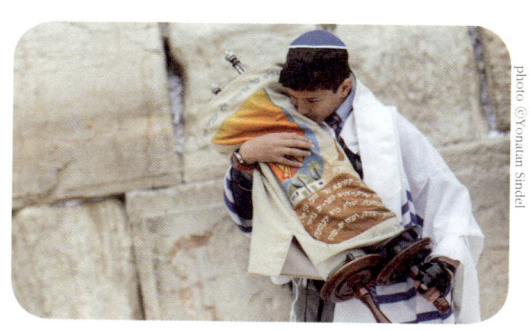

토라를 일 년에 일 독한 것을 기념하며,
토라를 가슴에 안고 행진한다.

아기의 출산 = 토라의 출산

토라는 히브리 철자 타브Tav, 바브Vav, 레쉬Resh, 헤Heh 다. 그런데 이것은 고대 히브리 어에 '임신 중에 있는'이라는 의미를 가진 '비타하르Vav, Tav, Heh, Resh'와 동일한 철자다.

그래서 태아를 '토라를 임신하게 된'이라는 의미로 이해한다. 아기의 출산을 토라의 출산과 일치시킨다. 아기는 모태에서 성스런 토라가 되는 것이다.

이런 상상은 고통 속에서도 보람과 희열을 가져다주고 아기에 대해 특별히 경외심을 갖게 한다.

최고의 쾌감

랍비 이츠학 긴스버그Isaac Ginzberg 는 출산시의 고통이 '케드바'로 역전된다고 말한다. '케드바'는 최고 절정의 쾌감, 환희를 뜻할 때 사용하는 단어다.

케드바 때문에 극한 상황에서 가장 단단한 곳을 아기가 터뜨리고 관통할 수 있으며, 여인이 출산할 수 있다고 한다. 이것은 근거 있는 말이다. 출산의 고통을 겪을 때, 일명 행복 호르몬으로 알려진 옥시토신이 다량으로 분비된다는 사실이 밝혀졌다.

자연 분만은 아기가 산도를 통과하는 동안에 전신 마사지 효과를 주며, 출산의 고통으로 엄마와 자녀 사이에 깨질 수 없는 관계를 형성한다. 고통을 감내하는 이 사랑은 현존하는 그 어떤 사랑보다 깊다.

이스라엘의 분만실 스케치

엔케렘에 있는 하닷사 메디컬 센터에 도착하자마자 건립 100주년 기념 홍보물이 눈에 띄었다. 이스라엘이 건국되기(1948년) 훨씬 이전에 세워진 병원이라는 내용이다. 산뜻하게 새로 단장한 건물이 좋아 보인다.

병원은 의사와 환자들이 드나드는 곳인 줄로만 여겼는데, 웬걸, 건물에 들어서자마자 1, 2층과 복도에 아기 용품 대형 마켓이 진을 치고 있었다. 아기

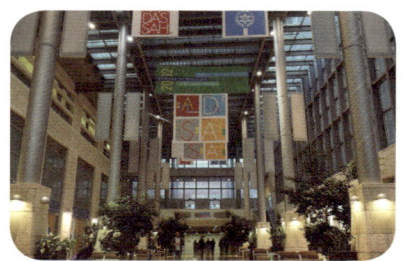
하닷사 메디컬 센터

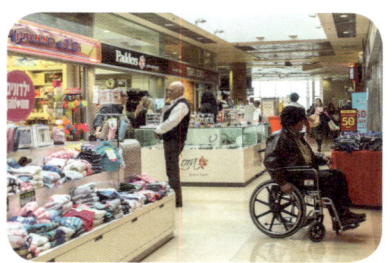
하닷사 메디컬 센터 아기 용품 마켓

를 낳으러 왔다가 아기 용품도 구입하라는 마케팅 전략이다. 이 병원의 분만실에서는 한 달에 600여 명의 아기가 태어난다.

순산을 돕는
그림과 책

분만실에 들어가는 임산부와 남편이 챙겨가는 것이 두 가지 있다. 순산에 도움 된다고 해서 챙기는 그림과 책이다.

쉬비티 그림

랍비들은 임산부 교육에서 분만실에 갈 때 쉬비티^{shiviti} 그림을 챙겨가라고 한다. 쉬비티는 '내가 여호와를 항상 내 앞에 모심이여.'^{시편 16:8} 라는 구절의 첫 번째 단어에서 따온 이름으로, '내가 모십니다.^{I have set}'라는 뜻이다.

쉬비티는 토라의 내용을 표현하고 아름답게 장식하여 신비로운 느낌을 주는 그림이다. 이 그림을 보면서 출산은 세상에서 가장 숭고하고 거룩한 일이라고 생각하면서 분만하면 도움이 된다고 한다.[40]

쉬비티는 다양하다. 어떤 그림은 가운데에 생명나무를 상징하는 나무가 있다. 일곱 촛대가 있고, 나무 맨 위에는 '들으라'라는 뜻인 '쉬마' 글자가 써 있다. 또는 토라에 나오는 가장 짧은 기도문 '엘 나 레파 날라^{El na refa na la}'를 적기도 한다. 이 말은 '하나님이여, 그녀를 고쳐 주소서.'^{민수기 12:13} 라는 뜻이다.

책

랍비 요세프Yosef의 집에 갔을 때 거실 전면이 책으로 둘러싸여 있어서 감탄한 적이 있다. 책들은 낡았지만 책 표지에 박힌 보석이 여전히 아름다운 빛을 발하고 있었다. 랍비의 가문이니 아마 몇 대에 걸쳐 물려받은 고서들 같았다.

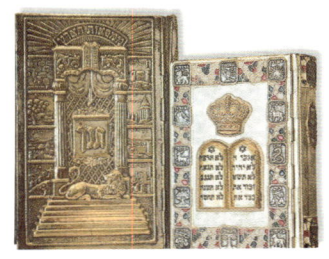

토라

요세프의 아내 케드바에게 임신 중에 즐겨 읽은 책이 있으면 보여달라고 부탁했더니, 어려서부터 틈틈이 읽고 임신하면 늘 지니고 다니는 책이라면서 서너 권을 꺼내주었다.

케드바의 설명은 이렇다.

"테힐림(시편)은 다윗이 쓴 시집이에요. 다윗은 어릴 때 양치기에 불과했고,

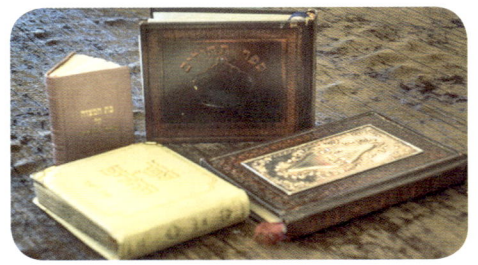

테힐림

가족에게 무시당하고 심지어 가족의 일원으로 여겨지지도 않았답니다. 그는 대화를 나눌 사람이 없어서 대신 하나님께 이야기하기 시작했습니다. 그때부터 시를 쓴 것이지요.

다윗은 왕이 된 후에도 사람들에게 쫓기며 죽음의 위협을 받기도 했어요. 그가 쓴 시는 대부분이 극도로 외로운 상태에서 오직 하나님만 의지한 채 도움을 구하고, 감사하는 내용입니다.

저는 테힐림을 거의 매일 읽습니다. 이 책은 모두에게 실제로 도움을 줍니다. 테힐림은 임신의 고통 중에 있을 때, 가족 중에 누가 아플 때 등 하나님의 도우심이 필요할 때 읽습니다."

분만실 커튼, 야엘의 강인함

분만실과 출산을 한 임산부의 방에는 아늑하게 커튼이 쳐져 있다. 커튼은 왜 쳐져 있는 걸까? 칸막이용 커튼에도 다 의미가 있었다.

유대인들은 매년 초막절 기간이 되면, 과거 이스라엘 백성들이 이집트를 탈출하여 광야에서 초막을 치고 산 것을 기념하기 위해 정원이나 아파트 베란다에서 텐트를 치고 생활한다. 여기서 텐트는 안전한 피난처를 상징한다.

유대의 고전 문헌《미드라쉬》에 임산부를 호위하는 이타돗 yitadot 이라는 천사가 등장하는데, '이타돗'은 문자적으로 '텐트를 받치는 네 기둥 tent pegs'을 뜻한다.

이타돗은 이스라엘 사회에서 용감한 여성의 대명사인 야엘이라는 여인의

스토리에서 유래했다.[41]

고대 가나안 군대 장관 시스라가 이스라엘에 쳐들어왔다가 패하고 도주하는 중에 야엘이라는 여인에게 도움을 청했다. 야엘은 일단 적국의 장수를 자신의 텐트에 맞이했다. 그리고 그가 깊이 잠들자, 방망이를 들고 들어가서 그의 관자놀이에 말뚝을 박아 죽였다.

이쯤 되면 야엘이란 여인을 상상만 해도 무섭고 끔찍하다. 그런데 유대인들은 그녀를 임산부의 모델로 삼는다. 출산이 얼마나 강인한 정신력을 필요로 하는지 짐작하게 한다. 이 야엘과 시스라 사건 이후로 텐트의 네 기둥은 유대 사회에서 여인의 강인함을 나타내는 상징이 되었다.

유대인들은 출산을 영적인 전쟁으로 여긴다. 이 전쟁에서 이기려면 전사의 모델이 필요하다. 분만시 야엘의 텐트를 연상하면 강인해지고, 죽음의 고통에서도 담대해질 수 있다고 믿는다.

분만 의자, 오브나임

엔케렘 하닷사 메디컬 센터에서 만난 조산사 낸시 노빅Nancy Novic은 분만 도구들을 소개해줬다. 자연주의 분만실 내부에는 온통 보라색 커튼이 쳐져 있었다. 분만을 돕기 위한 사다리, 커다란 공, 욕조, 밧줄, 등받이 없는 의자 등 다양한 도구들이 있다.

분만할 때의 자세는 의사가 결정하지 않고 산모가 결정한다. 쪼그려 앉든, 눕든, 엎드리든, 사다리에 매달리든 각자 자신에게 맞는 자세를 찾는다.

분만실에는 등받이가 없는 납작한 의자가 있는데, 이것은 분만에 필요한 '오브나임ovnayim'이다. 오브나임은 문자적으로 '두 개의 돌evanim'이라는 뜻이다.

오브나임은 고대 이스라엘과 이집트 여인들이 아기 낳을 때 두 개의 평평한 돌 위에 양다리를 걸치고 앉아 분만한 데서 유래했다. 이 방법이 현대 여성들에게도 아주 편하고 좋은 분만법이라고 한다.

수천 년 전, 이스라엘 백성들이 이집트에서 노예 생활을 하던 때였다.

파라오는 산파들에게 명령을 내렸다.

"이스라엘 여인들의 아이를 받으러 갈 때, 그 자리를 살펴라. 만약 아들을 낳으면 죽이고 와라."

여기서 '그 자리를 살피라'는 말이 히브리 어로 된 토라에는 '오브나임을 자세히 살피라(레이텐 알 하오브나임)'로 돼 있다.[42] 역사가 수천 년이나 되는 오래된 도구다. 의료 시설이 전혀 없던 고대의 여인들이 고안한 아이디어가 지금까지 유용하다.

오브나임에는 임산부가 앉아서 양손에 힘을 줄 수 있도록 의자 양옆에 손잡이가 달려 있다. 임산부는 이 의자에 몸을 구부린 자세로 쪼그리고 앉아 조산사와 호흡을 맞춰서 출산한다.

《유대인의 임신》을 쓴 다니엘 저드슨은 오브나임이 분만 도구로만 쓰인 게 아니라고 말한다.[43] 오브나임이 '두 개의 돌'이라고 했는데, 돌의 이미지가 임산부에게는 옹기장이를 상상하게 한다고 한다. 옹기장이가 손에 든 점토를 가지고 아름다운 예술품을 빚어내듯이 진통 중에 옹기장이를 생각하면서

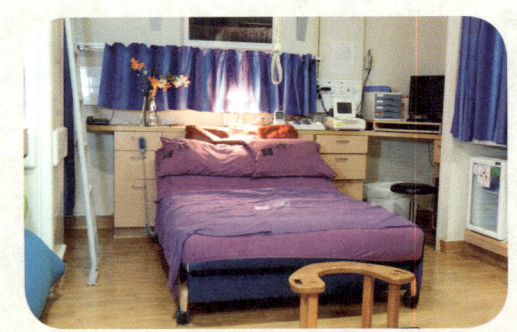

하닷사 메디컬 센터 자연주의 분만실은
보라색으로 꾸며져 있다.

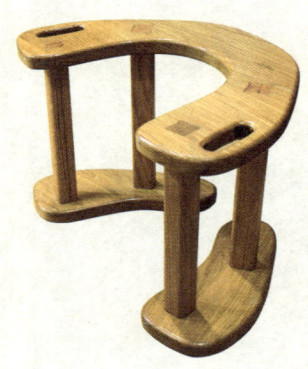

오브나임

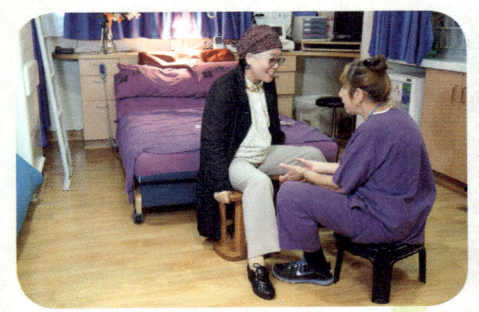 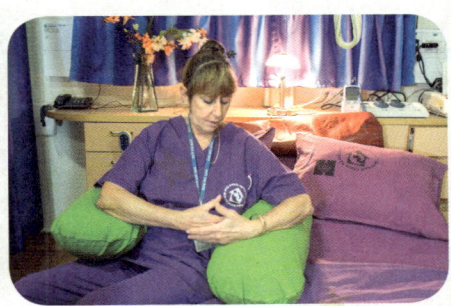

낸시는 오브나임에서 분만하는 방법을 시범적으로 가르쳐주었다.

오브나임은 고대 이스라엘과 이집트 여인들이
아기 낳을 때 두 개의 평평한 돌 위에 양다리를 걸치고 앉아
분만한 데서 유래했다. 이 방법이 현대 여성들에게도
아주 편하고 좋은 분만법이라고 한다.

창조 과정으로 승화시키는 내면의 힘을 얻는다. 출산은 아름다운 예술 작품을 탄생시키는 순간이다.

신예순은 저서 《골반튼튼 임산부 요가》에서 이렇게 말했다.

'산모가 눕는 것보다 쪼그리고 앉은 자세, 즉 척추를 웅크리고 앉은 자세를 취할 때 질 주변에 압력을 골고루 미쳐서 아기의 머리가 아래쪽으로 내려오기 더 쉽다. 이 자세는 중간 골반 직경이 넓어지며 골반 출구 직경도 전후 2cm, 좌우 1cm 정도 넓어지는 효과가 있다. 또한 심장으로 이어지는 골반의 혈관도 방해를 받지 않아 산모로부터 태아에게 혈액 공급이 더 많아져서 둘 다 안전하다. 누운 자세는 중력을 거스르기 때문에 앉은 자세보다 힘을 쓰기가 더 안 좋다. 힘이 척추에 있기 때문이다.'[44]

고대 이스라엘에는 임산부가 다른 여인의 무릎에서 아기를 낳았다는 이야기도 있다. 산파의 두 허벅지가 두 개의 돌과 같은 역할을 한 것이다.

유대인의 조상 야곱은 '빌하'라는 여인을 첩으로 들였는데, 빌하는 정실 부인인 라헬의 무릎에서 분만을 했다. 난임이던 라헬은 자신의 몸종 빌하를 남편에게 보내 임신하도록 한 것이다. 그리고 빌하가 분만할 때, 자신의 무릎을 분만 도구로 내주었다. 자녀를 낳고 싶은 강한 욕망과 이러한 봉사가 임신 촉진제가 되었는지, 라헬은 이후에 아들을 낳는 데 성공했다.

이스라엘의 조산사

이스라엘도 유럽처럼 조산술을 의료로 인정하고 자격증을 준다. 전국적으로 조산사가 250~300명 정도가 있는데, 인터넷을 통해 집에서 가까운 곳에 있는 조산사를 쉽게 찾을 수 있다. 그래서 조산사를 집으로 불러서 가정 분만을 하는 경우도 많다.

가정 분만은 만약의 사태를 대비해서 반드시 앰뷸런스를 집 앞에 대기시켜야 한다. 무사히 분만해서 병원에 실려 가지 않더라도 앰뷸런스 비용은 본인이 지불해야 한다.

이스라엘에는 사립 영아원 원장들이 산파 자격증을 가진 경우가 많은데 사업 전략이 숨어 있다. 원장이 받은 아기는 영아원에 자동으로 입학이 된다는 점이다. 아기를 받으면서, 영아원의 원아 모집도 같이 하는 것이다.

출산의 주인

하닷사 메디컬 센터 복도에서 마침 분만실에 들어가려고 대기 중인 산모를 만났다. 이동식 침대 옆에서 남편이 카메라를 들고 싱글벙글 웃는다.

"출산하러 들어가는 길인가요?"

남편은 뭐가 그리도 좋은지 연신 싱글벙글 웃으며 "그렇다."고 대답했다.

나중에 친구 골란을 만나서 이 이야기를 했다. 남편이 분만실에 함께 들어가는 것을 보면, 분명 정통파 종교인은 아닌 것 같다고 했다.

정통파 종교인은 분만실에 얼씬도 하면 안 된다. 피의 유출을 보거나 만지는 것을 계명에서 금하고 있기 때문이다. 남편은 분만실 옆방이나 근처에 있어서도 안 된다. 분만실 근처까지만 동행할 수 있다.

정통파 종교인 마을에는 '남자가 없어야 아이를 더 잘 낳는다'는 속설이 있다. 남편 없이 홀로 아이를 낳으려면 불안하고 원망스러울 수도 있을 텐데, 섭섭함을 시원하게 날려버리는 속설이다. 대신 남편은 가까운 회당이나 조용한 장소에서 아내의 순산과 태어날 아기를 위해서 기도한다. 회당 랍비에게 기도를 부탁하기도 한다.

인간은 혼자서도 아기를 낳을 수 있다. 아기가 본능적으로 길을 찾아 나온다. 본능이 이렇게 거드는데 남편과 친척이 곁에서 응원하면 얼마나 더 수월하겠는가.

그런 의미에서 이스라엘 산모들은 분만실에 들어갈 때 담당 의사와 간호사 외에 평소 검진 받아온 보건소 소속의 간호사나 조산사, 남편과 어머니를 대동하고 들어갈 수 있다. 산모와 의료진이 좋은 관계라야 산모의 몸과 마음이 쉽게 열린다는 뜻에서다.

호흡이 맞고 믿음이 가는 의료진을 만나면 아기 낳는 것이 쉬워진다. 출산의 주인은 의사가 아니라 엄마와 아기다. 유대 엄마들은 이렇게 다짐한다.

"이제 우리 힘으로 함께 분만을 하는 거야. 아가, 우리 잘해 보자꾸나. 브라카 파이팅!"

제대혈 관리

쉐바 메디컬 센터는 임신한 부부의 정신적, 심리적 안정을 위해서 정기적인 교육 과정을 운영한다. 이 병원은 한 달에 900여 명의 아기가 태어나는 규모가 큰 병원이라서 그런지, 내가 도착했을 때 강의실은 이미 임산부 가족들로 가득 찼다.

이날은 출산 후 제대혈臍帶血, Code Blood 에 관한 강의가 진행되고 있었다. 제대혈은 분만 직후에 태반과 제대, 즉 탯줄에 남은 혈액을 가리킨다. 제대혈에는 증식 능력이 큰 조혈 줄기세포가 다량 들어 있기 때문에 신생아의 탯줄에서 뽑아낸 혈액은 암, 백혈병, 뇌성마비 등 난치병 치료제로 쓰인다.

제대혈을 15년 동안 보관하는 데 천 달러(약 110만원)정도의 비용이 든다. 제대혈은 아이 본인뿐 아니라 직계 친척들의 치료도 가능하다. 이스라엘은 늘 테러의 위험에 노출되어 있으므로 사전에 이 같은 준비를 하도록 정부가 권장하고 있다.

만약 자신의 제대혈에 백혈병 인자가 들어 있으면 본인은 사용할 수 없는 대신에 다른 사람의 제대혈과 교환할 수 있다. 한편, 자신의 제대혈로 치료받지 못할 수도 있다는 점 때문에 비싼 돈을 주고 맡기기보다 기증하는 편이 낫다는 의견도 있다.

3
산후조리

하르 하쪼핌의 하닷사 메디컬 센터에서 만난 쥴리아는 아기를 낳은 지 24시간이 채 되지 않았다. 첫째 아이는 자연 분만으로 낳았고, 둘째와 셋째를 수술로 낳았다. 그런데도 두 명을 더 낳아서 다섯을 채우고 싶다고 말한다.

아기 곁에 있는 엄마

출산한 지 만 하루도 안 되는 쥴리아는 4인 입원실에서 회복 중이었다. 산모는 아기를 아기 침대에 누이고 적당히 흔들면서 질문에 응했다. 수술 후에 회복 중일 텐데, 왜 아기를 신생아실에게 맡기지 않았느냐고 물었다.

"아기가 아홉 달 동안 배 속에서부터 엄마와 함께 있었는데, 세상에 태어나서도 엄마와 같이 있는 건 당연하지요. 간호사가 아무리 훌륭해도 아기가 외부인과 있는 것보다 엄마와 같이 있는 것이 낫다고 생각해요. 물론 엄마가 푹 쉬고 싶을 때는 신생아실에 잠깐 맡기기도 합니다."

출산한 지 2주가 지난 케드바에게 궁금한 점을 물었다.

"이스라엘 산부인과 입원실 풍경에 깜짝 놀랐습니다. 아기를 신생아실로 보내지 않고, 엄마 침대 곁에 두더군요. 한국은 특별히 모자동실을 신청하지 않는 이상 아기를 다 신생아실에 맡기거든요."

케드바의 대답이다.

"아기가 엄마와 떨어져 있는 건 안 좋아요. 9개월 동안 엄마 배 속에 있었으니 아기는 엄마의 목소리를 구별할 줄 알고, 엄마의 느낌도 알아요. 본능적으로 엄마를 알죠.

무엇보다도 아기가 태어날 때 빛을 보잖아요. 그게 아기에게 충격적인 트

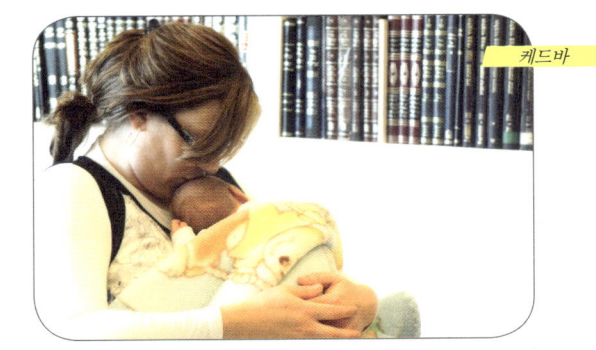

케드바

갓 태어난 아기가 제일 먼저 인지하는 색깔은 검정색과 흰색입니다.
바로 엄마의 눈이지요.

라우마예요. 그때 엄마가 바로 아기를 안고 뽀뽀해주고 위로하면서 모유를 먹여야 해요. 엄마가 곁에 있다는 걸 알게 해줘야 해요. 엄마와 떨어져 있으면 첫사랑을 못 받잖아요.

엄마가 먹여주면 아기는 기다릴 필요도 없고 사람과 세상에 대한 신뢰도 가질 수 있어요. 자기가 사랑 받는 존재인 줄 알게 된다고요. 아기가 어리다고 해서 잘 모를까요? 아기는 다 알아요. 그게 바로 인간의 본성입니다. 아기에게 중요한 건 음식이 아니라 사랑이니까요."

유대 산모들이 왜 그렇게 빨리 퇴원하는지 그 이유를 알았다. 아기와 떨어져 있을 수 없기 때문이다. 엄마가 산후조리를 하느라 아기와 떨어져 있으면 치유 속도가 더 더뎌진다는 의학계의 보고도 있다.

이번에는 케드바가 내게 물었다.

"아기가 태어나서 제일 먼저 인지하는 색깔이 어떤 색인지 아세요?"

오랫동안 영아를 연구해온 터라 몇 가지 지식은 있었다. 생후 2일이 안 된 신생아는 밝은 색을 선호하고, 직선보다 곡선을, 흑백보다 색깔을, 단순한 패턴보다 복잡한 패턴을, 이차원적 사물보다 삼차원적 사물을, 사물보다 사람의 얼굴을, 익숙한 장면보다는 새로운 장면을 더 좋아한다는 것을 알고 있었다.[45] 케드바가 말을 이었다.

"갓 태어난 아기가 제일 먼저 인지하는 색깔은 검정색과 흰색입니다. 바로 엄마의 검은 눈동자와 흰자위지요."

대화를 나누는 틈틈이 케드바는 아기와 얼굴을 부비며 눈을 마주친다.

모유 수유

신생아는 20cm 이내의 사물에만 초점을 맞출 수 있다. 바로 엄마가 아기를 가슴에 안고 젖을 먹일 때 마주 보는 거리다.

아기는 세상을 배우는 게 아니라 관찰한다. 관찰 대상이 없으면 배울 수 없다. 아기는 안아주고, 업어주고, 채취를 느끼게 해줘야 자기가 사랑 받는 줄 안다.

이스라엘은 대학교나 사업장에 모유 수유실이 필수로 마련돼 있다. 영아를 둔 직장맘에게 하루에 한 시간씩 모유 짜는 시간을 법적으로 보장하고 있기 때문이다.

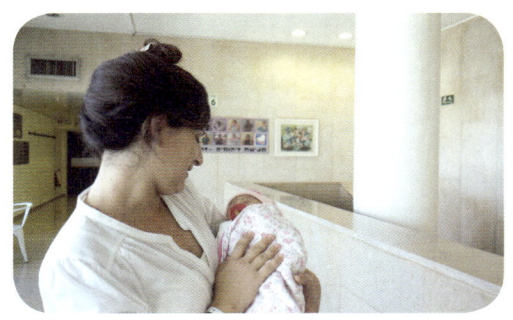

태어난 지 이틀된 딸을 안고 산부인과 복도를 거니는 산모

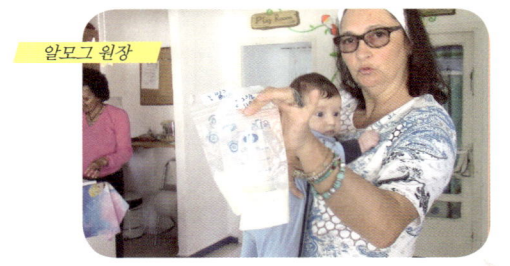

엄마들은 모유 팩을 영아원에 맡기고 출근합니다.

　직장맘들은 모유를 비닐 팩에 담아서 아기 이름과 용량, 날짜를 적어 영아원에 맡기고 출근한다. 마프리아 영아원에는 생후 2개월부터 3세까지 180여 명의 아이들이 다니는데, 냉장고에 모유 팩이 잔뜩 보관되어 있다.

　영아원 알모그 원장에게 만약 엄마가 미처 모유를 짜지 못한 채 출근하면 어떻게 하느냐고 물었다.

　"영아원 교사가 엄마의 직장에 가서 모유를 받아 옵니다. 적어도 1년 2개월은 모유를 먹여야 한다고 믿으니까요. 특히 겨울철에는 아기의 면역력이 떨어지므로 모유를 더 먹여야 합니다."

베이비 호텔

　어두운 자궁에서 지내다가 세상에 나온 아기는 눈이 부신지 두 눈을 꼭 감고 있다. 충분한 휴식을 위해 생애 첫 잠은 매우 중요하다. 우리나라에 산후조리원이 있다면 이스라엘에는 베이비 호텔baby hotel이 있다.

베이비 호텔은 음식, 휴식 공간, 실내 온도 등 모든 것이 아기와 산모를 위해 준비되어 있는 곳이다. 아빠 방은 옵션으로 딸려 있다. 이곳은 아기와 산모의 휴식을 위해 축하 방문객도 제한한다. 1일 숙박비는 보통 150달러(약 16만원) 정도 한다.

산모뿐 아니라 아기도 태어나느라 엄청난 고통을 겪었다. 낯선 세상에 온 아기가 처음으로 느끼는 정서는 불안이다. 태내에서 듣던 익숙한 엄마 목소리와 체취, 아기는 엄마 품에서 안심한다.

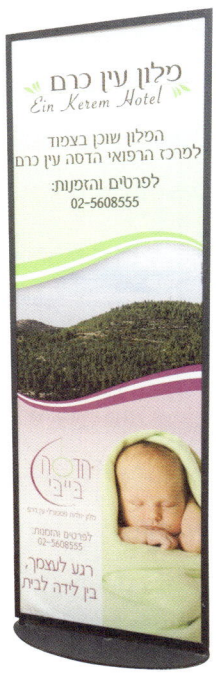

병원에서 베이비 호텔을 홍보하는 사진

이곳에서 지내는 동안 아기는 부모를 탐색한다. 아기가 엄마 얼굴을 만지는 것이 중요하기 때문에, 아기 손을 엄마 얼굴에 갖다 대고 수시로 비빈다. 또 목소리로 인식했던 아빠를 만난 기쁨도 누린다. 이 소중한 탐색 기간을 빼앗으면 절대 안 된다. 부모와 아기가 함께 있으면 몸에서 좋은 호르몬이 많이 나오므로 산모와 아기는 더 빨리 회복된다.

산모의 밥상은 우선 식욕이 날 정도로 화려한 색깔로 가득 채워져 있다.

젖이 잘 나오는 음식으로 알려진 호박, 야채를 으깬 수프, 작은 과일과 신선한 채소들로 가득하다. 산모 음식은 신선도가 제일 중요하다.

각양각색의 산후조리법

예루살렘 통곡의 벽 Western Wall 근처 예쉬바에 방문했을 때, 하얀 와이셔츠에 검정 바지 차림의 학생들 틈에서 아리에가 친구 모쉐와 함께 약속 시간에 맞춰서 나타났다.

아리에는 통곡의 벽이 훤히 내려다보이는 옥상으로 안내했다. 2월인데도 예루살렘의 햇살은 따가웠다. 우리는 내리쬐는 햇볕을 그대로 받으며 열띤 대화를 나누었다.

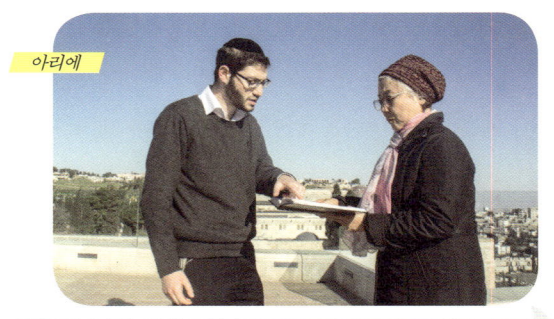

딸을 낳은 산모가 더 오래 쉴 필요가 있습니다.

그동안 몹시 궁금했던 유대의 산후조리법에 대해서 물어보았다.

"토라에 나오는 유대인의 전통 산후조리법에 따르면 아들을 낳은 후엔 40일, 딸을 낳은 후엔 80일의 산후 휴가를 받아야 한다고 하던데요. 기간이 왜 다른가요?"

아리에가 차근차근 말했다.

"남자에 비해 여자는 더 많은 에너지를 필요로 하므로 여자는 더 강해져야 해요. 하나님이 남자를 흙으로 지었으나 여자는 갈비뼈로 지었잖아요. 그러니 딸을 낳고 난 다음에 몸이 회복하는 시간이 더 걸릴 수도 있지 않겠어요?

여자는 출산을 하며 자기 피를 다 쏟습니다. 잉태의 고통에서부터 출산과 양육 그리고 교육까지, 여자는 남자보다 훨씬 더 많은 역할을 감당합니다. 더 많은 역할을 감당하기 위해서 딸이 태어나는 거라면 딸은 더욱 강해져야 할 테고요. 그러기 위해서 딸을 낳은 산모가 더 오래 쉴 필요가 있습니다."

가족 치료 상담소 대표인 레나에게 아기를 많이 낳은 엄마들은 산후조리를 어떻게 하느냐고 물었다.

"영양가 있는 음식 위주로 먹고, 운동을 합니다. 티바트 할라브(영아 보건소)에서 산모를 관리해주고, 산후 우울증 치료도 합니다."

정부의
출산 복지

이스라엘에서는 첫아이를 출산하면 분유 및 아기 용품의 지원비로 1,800셰켈(약 54만원)을 받는다. 출산에 필요한 병원비는 모두 무료다. 둘째를 낳으면 400셰켈(약 12만원)을 받는다. 아이를 낳으면 낳을수록 지원금이 오히려 줄어드는데도 대부분의 유대인들은 더 낳으려고 한다.

직장에 다니는 임산부는 본인이 원하면 출산 전에 3개월 휴가를 받을 수도 있고, 출산 후 3개월 휴가는 의무적으로 정해져 있다. 산전 3개월은 회사에서 월급의 일부분을, 산후 3개월은 전액을 국민 건강보험 회사Bituach Leumi에서 받는다. 정부가 운영하는 보건소의 산전, 산후 검진비는 모두 무료다.

이스라엘 정부는 아이가 18세가 될 때까지 가정의 소득 형편에 따라 매달 100~200달러(약 11만~22만원)를 통장에 넣어준다. 유아원은 매달 500~800달러(약 55만~89만원) 정도의 비용이 드는데 정부가 50달러(약 55,000원)를 지원한다.

정부 지원금의 액수를 바라고 아기를 낳으려는 부모는 없다. 다만 최선을 다해서 국민을 보살피겠다는 정부의 의지를 보여주는 게 아닐까.

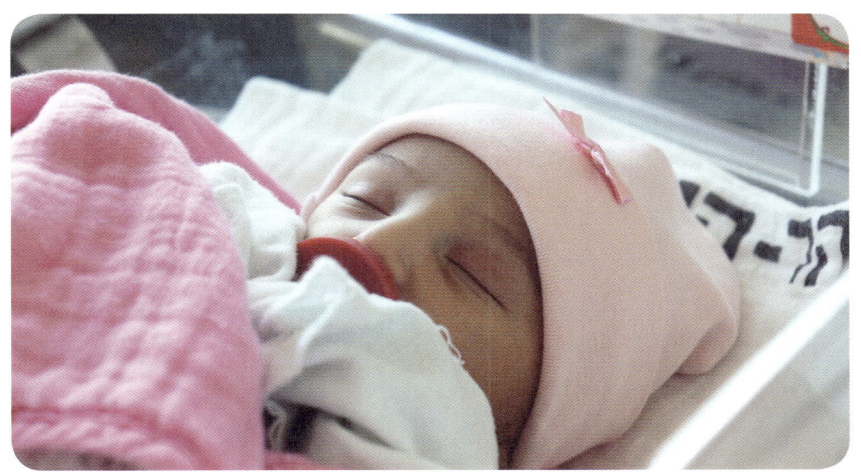

그들만의 순산 비결

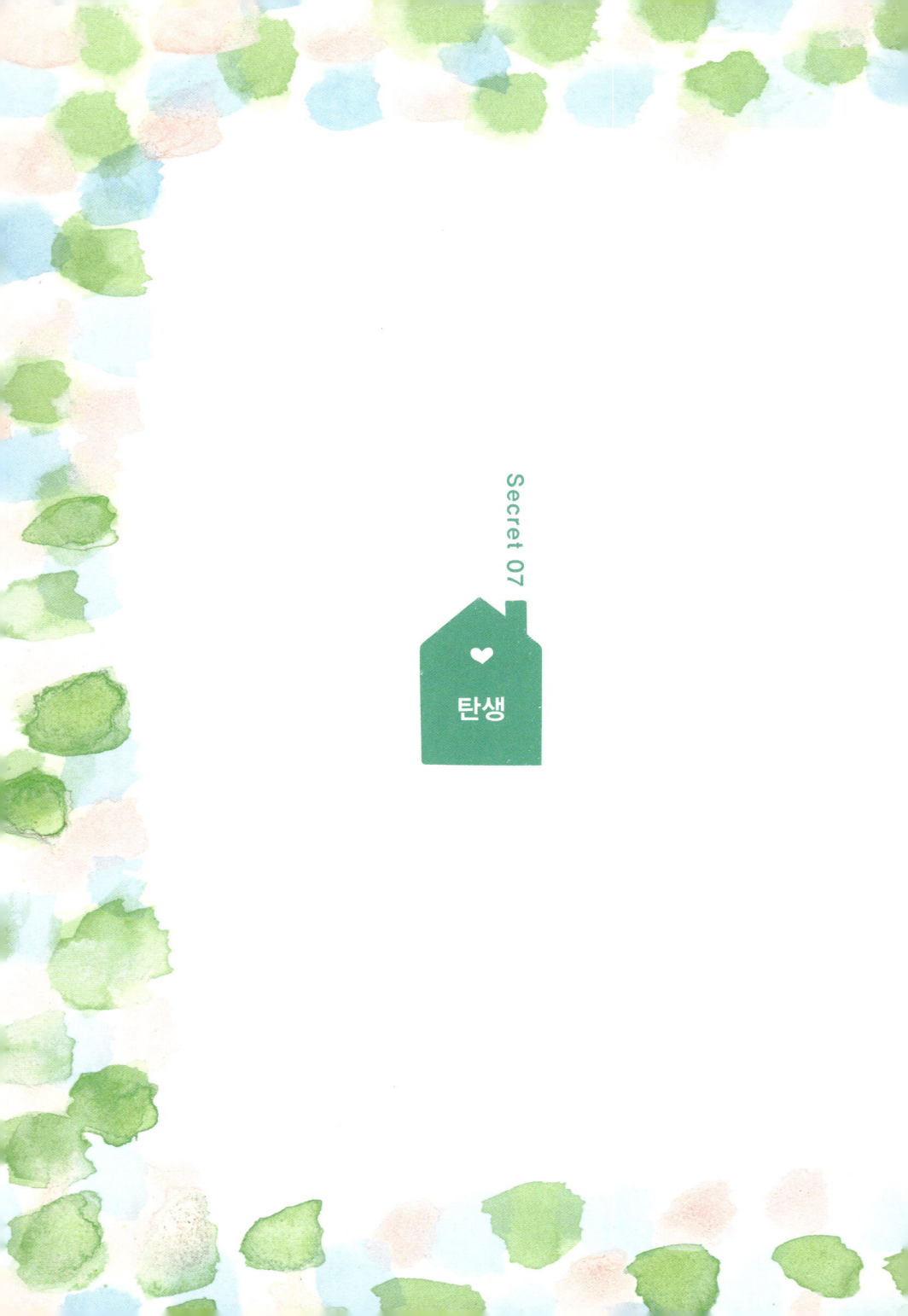

Secret 07

탄생

아기의 건강 관리와 잔치

축하합니다!
아기의 건강은 정부가 관리한다
아기를 위해 네 번의 잔치를 열다

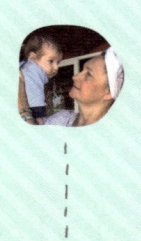

이 아기가 세상에 들어와
환한 빛을 비추는 아이로
성장하게 하소서.
민족과 인류를 비추는
새로운 빛이 되게 하소서.
- 유대 부모의 기도

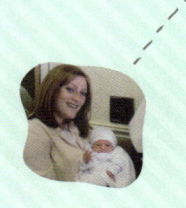

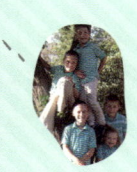

1

축하합니다!

유대 사회에는 세 종류의 의미 있는 축하 인사가 있다. 이 인사말은 엄마 뿐 아니라 아기에게도 동일하다.

마잘 토브!(Good luck!)

시만 토브!(Good luck!)

브라콧트 쉐파아!(하나님이 주시는 복이 많다!)

하닷사 메디컬 센터의 분만실 복도에 가면 언제나 어린아이들을 볼 수 있다. 동생을 낳은 엄마와 새로 생긴 동생을 보러 오는 아이들이다. 꽃다발, 풍선, 선물 꾸러미를 양손에 가득 들고 외삼촌을 따라 먼 아쉬도트에서 예루살렘까지 왔다는 세 아이들을 복도에서 만났다. 출산을 하면 친정 남동생이 먼저 방문하는 풍습이 있다.

외삼촌 미에르Mier는 엄마 아디트Idit에게 꽃다발을 건네며 축하 인사를 건

낸다. 아이들은 선물 꾸러미를 풀어서 엄마에게 보인다. 초콜릿, 사탕, 과자가 '와르르' 쏟아져 나온다.

아이들은 엄마에게 안겨 있는 동생의 얼굴을 살짝 건드려본다. 아디트는 태어난 지 하루 된 신생아에게 형제들을 만나게 해서 형제애를 각인시킨다. 나도 산모에게 축하의 인사를 건넸다.

"마잘 토브!"

분만실
퇴원 풍경

이스라엘 분만실 복도에는 수상한 남자들이 서류 봉투를 들고 서성거린다. 아무도 그들을 제지하지 않는데, 알고 보니 주민 센터에서 나온 직원들이다.

이스라엘은 출생 신고를 하러 부모가 직접 가지 않아도 된다. 이 나라 공무원들은 얼마나 신속한지 아침마다 산부인과로 출근해서 아기가 태어나면 잽싸게 서류를 작성해서 간다. 이 서류에 따라 출산 양육비 등이 지급된다. 부모가 아기 이름을 아직 안 지었으면, 아기의 이름을 지은 후에 부모가 직접 출생 신고를 해야 한다.

병원 측은 영아 보건소인 티바트 할라브와 아기의 출생 날짜를 공유해서 아기 검진 일정을 진행한다. 자연 분만으로 태어난 아기는 이틀 후에, 수술로 태어난 아기는 닷새 만에 퇴원하는데 퇴원 즉시 티바트 할라브에서 건강 체크를 받도록 되어 있다.

퇴원 바구니

이스라엘은 국민 건강 보험 보장에 따라 출산에 들어가는 의료비는 물론, 수술비도 전액 무료다. 따라서 퇴원 수속이 아주 간단하다. 대신, 퇴원하려면 꼭 필요한 게 있다. 바로 아기를 담아갈 바구니, '쌀 칼$^{ssal\ cal}$'이다. 쌀 칼을 병원 직원에게 보여줘야 한다.

이스라엘은 산모가 아기를 안고 퇴원하는 것을 법적으로 금지하고 있다. 마치 안전띠를 하지 않고 운전하다가 교통경찰에 적발되면 벌금을 물어야 하듯이, 신생아를 안고 가다가 걸리면 법규 위반으로 벌금 통지서가 날라온다. 신생아는 반드시 눕혀야 한다는 법규가 있으므로 신생아를 안는 것은 위반이다.

신생아를 자동차에 태워갈 때는, 아기가 누워 있는 쌀 칼을 안전띠로 단단히 묶거나 보호자가 꼭 잡고 출발해야 한다. 이스라엘에서 아기를 키우려면 쌀 칼과 유모차는 필수다.

퇴원하는 날

유대 엄마와 아기가 퇴원해서 집에 오면 다짐의 의미로 하나님께 기도를 올린다.

"이 아이가 자궁에서 양육된 것처럼 우리 가정은 아이가 계속해서 그 느낌을 갖도록 할 것입니다. 집은 아이의 피난처가 되게 할 것입니다. 우리는 안

내자가 되어주고, 안아주고, 목소리를 들려주고, 토라의 길, 의로운 길에 함께 할 것입니다."

이런 기도는 엄마에게 부모가 되었다는 인식을 주어서 현재의 상황을 받아들이고 심신의 안정을 주는 데도 도움이 된다.

우리나라 어느 산모의 얘기가 생각난다. 병원에서 간호사, 의사, 보호자들에 둘러싸여 있다가 퇴원하고 집에 오는 길에 갑자기 외로움과 걱정이 몰려왔다고 한다. 엄마가 되었다는 기쁨을 누리기보다 부담에 눌린 것이다.

퇴원하는 산모의 마음을 진정시키는 방법이 있다. 집에 친정 부모나 보호자가 미리 와서 고소한 냄새가 나는 미역국을 끓이고, 밥과 반찬 냄새로 산모를 맞이하는 것이다. 탄수화물을 구울 때 나는 냄새는 예민한 신경을 누그러뜨리고 안정시키는 효과가 있다.

아기 맞이 준비

아기를 맞이하기 전에 다음의 몇 가지 조항을 미리 점검하자.

방 온도

아기는 마치 열대 지방에서 살다온 손님처럼 추위를 탄다. 36.5도로 가동되던 태내에서 나온 아기는 나오자마자 한기부터 느낄 것이다. 산모와 아기 방의 온도는 22~23도 정도로 유지한다.

아기 방 꾸미기

아기는 사람의 얼굴에 흥미를 느낀다. 벽의 전면 또는 이부자리 높이에 거울을 두면 본능을 탐색하는 갓난아기에게 좋은 장난감이 된다.

모빌은 아기 머리 위가 아니라, 좌우 양편에 매달면 목 근육 운동에 좋다. 집 안에 있는 물건을 너무 많이 치워버리면 아기가 탐험할 기회가 적어진다.

유대인들은 성스러움이 아기의 마음을 지킨다고 생각해서 아름다운 성화를 걸어두고, 파란색과 흰색으로 아기 방과 아기 침대, 목욕탕 문, 현관 등을 장식한다.

색채학에서 파랑은 파장이 짧아서 집중력을 높여주고 신성을 북돋아준다고 한다. 방의 색깔에 따라 아이의 지능 지수가 달라진다는 연구 사례도 있다.[46]

세탁하기

아기 요, 배내옷, 면 수건 등을 세탁할 때는 아기의 연약한 피부를 위해 표백제가 없는 중성 세제를 사용해야 한다. 만약 아기 옷에 수가 놓여 있거나 엄마가 직접 수를 놓은 경우는 세탁해도 물이 빠지지 않는지 확인한다.

우는 아기 달래기

초보 엄마에게 가장 힘든 것은 아기와의 의사소통이다. 칭얼대고 보채는 아기를 어떻게 달래줘야 하는지 난감하다.

신생아는 신체의 모든 기관이 기능을 시작하고 자리를 잡아가는 과정에서 영아 산통을 겪는다. 또 먹고 자는 일에 익숙하지 않아서 운다. 아기는 냄새와 분위기로 낯선 장소를 금세 식별하는데, 낯설어서 울기도 한다.

약 288일 동안 엄마 배 속의 어둠에 익숙해져 있다가 빛의 환경에 들어온 아기는 잠자는 시간과 깰 때를 구분하지 못해서 울고 보챈다. 아기를 달래는 좋은 방법이 있다.

물소리

이스라엘 영아원에 갔을 때다. 작은 물레방아에서 흐르는 맑은 물이 마치 시냇물 소리처럼 '졸졸'거리며 흐른다. 한 아기가 칭얼대자 알모그 원장이 아기를 안고 나와서 물소리를 들려준다. 아기는 울음을 뚝 그친다.

티노코트(2세 미만 영아원)에는 이렇게 물소리 장치를 해둔다. 아기가 모태에서 양수 소리를 들으며 지냈기 때문에 물소리를 들려주면 아기가 안정감을 느끼고 잠도 잘 잔다.

똑, 똑, 똑

알모그 원장이 우는 아기를 안고서 혀로 '똑, 똑, 똑' 일정한 박자의 소리를 들려준다. 아기가 울음을 그치고 소리 나는 쪽으로 고개를 돌리고는 가만히 듣다가 잠이 든다. 모태에서 엄마의 심장 박동과 맥박 소리를 들어온 아기에게 일정한 리듬의 혀 차는 소리를 들려주면 좋다고 한다.

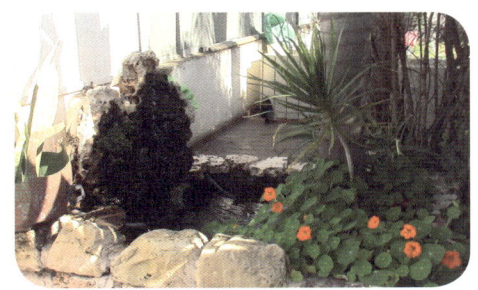

2세 미만 영아원에는 아기가 안정감을 느낄 수 있도록
물소리 장치를 해둔다.

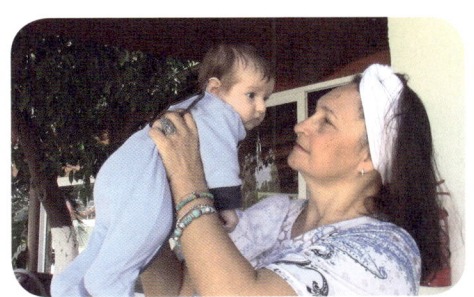

알모그 원장이 똑, 똑, 똑 소리로
아기를 달래고 있다.

쉬, 쉬, 쉬

케드바는 출산한 지 2주쯤 되었을 때, 아기가 잠에서 깨어 칭얼거리면 아기 귀에 대고 '쉬, 쉬, 쉬' 소리를 들려주었다. 울 때마다 이렇게 하니, 아기가 잠잠해지고 잠이 들었다고 한다.

'김수연 아기발달연구소'의 김수연 소장은 아기에게 '쉬, 쉬' 물 흐르는 소리를 들려주면 모태에서 듣던 엄마의 혈관에서 피가 흐르는 소리와 비슷해서 아기의 정서에 효과가 있다고 말했다.[47]

울음은 아기가 불편하다는 신호이자 의사 전달의 수단이다. 아기가 울 때는 즉각 반응하지 말고, 울음 언어를 판독하는 훈련을 하자. 배고플 때, 잠이 올 때의 우는 표정과 목소리 톤을 관찰하자.

동생 맞이하기

새로 생긴 동생을 맞이할 마음의 준비가 전혀 되어 있지 않은 누나, 언니, 형은 갑자기 낯선 아이가 집에 왔다고 생각한다. 본능적으로 위협을 느껴 공격적이고 방어적으로 행동하게 된다. 게다가 그 아이가 엄마의 사랑을 몽땅 훔쳐 갔다고 생각하면 얼마나 분할까.

달키아에서 교육 과정을 마치고 라못에 잠시 거주할 때였다.

앞집 현관에 리본으로 싼 종이 조각에 '동생이 태어났어요. 환영합니다!'라는 문구와 함께 꽃으로 아름답게 장식돼 있었다. 마침내 이 집 꼬마에게 동생이 생긴 것이다. 동생이 태어난 것을 동네에, 이웃에 알리는 것은 형의 몫이다.

부모는 온 가족이 새로 태어난 아기에게 흥분되어 관심을 쏟는 자리에서 먼저 태어난 형제자매가 소외감을 느끼지 않도록 동생에게 자신을 소개하고 축복할 특권을 준다. 동생을 축복할 권리가 주어졌다는 것은 자긍심을 높여주는 일이다.

아이들은 엄마가 동생을 데리고 올 때쯤 모두 현관 앞에 서서 기다린다. 맏이는 동생들에게 축하 인사말을 연습하자고 독려한다. 다음은 동생을 환영하는 축복 문구다.

'우주의 주인이신 우리 주 하나님, 세상에 없던 이런 일들을 하신 당신을 찬양합니다.'

'우주의 주인이신 우리 주 하나님, 좋은 것을 주시는 좋으신 당신을 찬양합니다.'

언어가 서툰 어린아이를 위한 간단한 축복문도 있다. 남동생이 태어났으면 '바루후 하바welcome', 여동생에게는 '부루카 하바'라고 한다. 만약 한 단어조차 표현 못할 만큼 어린 경우는, 가족이 다 모인 자리에서 아기에게 입을 맞추거나 포옹할 기회를 주고 이때 온 가족이 이 아이를 치하한다.

케드바의 집에 방문한 적 있다. 마침 다섯 명의 아들들이 학교에서 돌아왔다. 맏이인 11세 모르드카이Mordkai가 듬직하게 부모를 대신해서 동생들을 소개했다.

아이들은 갓난아기 동생을 자랑스러워하며 아기 침대를 에워싼다. 세 살

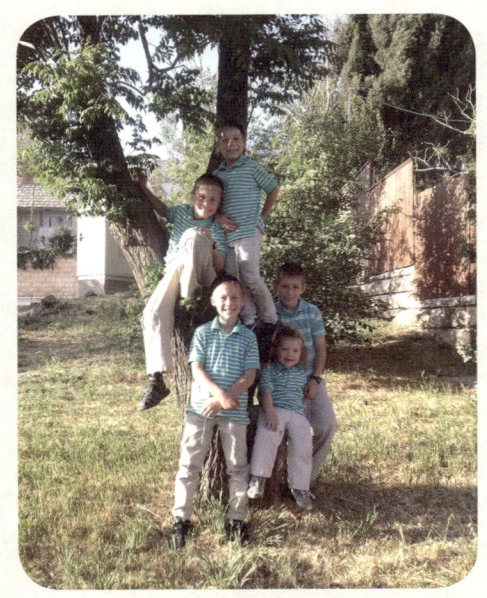

케드바의 다섯 아들

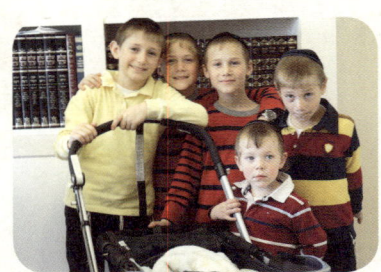

다섯 형들 아래로 2주 전에 막내가 태어났다.

이스라엘 아이들은 세상에서 믿을 사람은
가족밖에 없다는 사실을 어려서부터 체득하는 것 같다.
형제는 경쟁자가 아니고 인생의 조력자이며
미래를 함께하는 동맹군이다.

된 이스라엘 메이르Israel Meir는 집에 오자마자 엄마에게 간식을 요구하더니, 새로 생긴 동생 얘기를 하니까 먹다 말고 달려와서 형들 틈에 끼어든다.

아이들에게 엄마가 동생을 더 낳아주기를 바라느냐고 물었더니, 마치 합창을 하듯이 큰 소리로 "캔!그럼요!"이라고 대답한다. 모르드카이는 너무 흥분했는지 이다음에 결혼해서 아이를 20명은 낳고 싶다고 했다.

이스라엘 아이들은 세상에서 믿을 사람은 가족밖에 없다는 사실을 어려서부터 체득하는 것 같다. 형제는 경쟁자가 아니고 인생의 조력자이며 미래를 함께하는 동맹군이다.

> '하나님은 우리에게 각기 다른 장점과 단점을 지닌 특별한 아이를 주셨다. 이렇게 저마다 다른 아이를 보내신 이유는 바로 부모가 아이의 부족한 부분을 채우도록 하기 위해서이며, 아이를 통해 우리 자신의 잘못을 바로잡게 하기 위해서다.'[48]   – 미리엄 아다한

가족 시스템, 분업화

유치원 교사 이릿트가 여섯째 아이를 임신했을 때, 아이들은 올망졸망 어린데 혼자 그 큰살림을 하고 있었다.

다섯 아이들은 매일 저녁마다 서로를 씻겨주는 목욕을 한다. 첫째는 둘째를 씻겨주고, 둘째는 셋째를 씻기는 것이 자연스러운 일이다. 아이들이 많으면 큰 아이들은 엄마 노릇을 대신한다.

유대인의 가족 시스템의 중심은 위계질서다. 부모는 맏이 하나만 제대로 기르면 된다. 맏이가 둘째를 가르치고, 둘째는 셋째만 책임지면 된다. 이렇게 해서 나이 순서대로 막내까지 교육 분업화가 이루어진다.

장남인 사울이 초등학교 4학년이었을 때, 그에게 유대인들의 전통에 대해 물어본 적이 있다.

"유대인들이 머리에 묶는 네모 상자에 뭐가 들어 있니?"

사울은 주석을 꺼내들고 나에게 열심히 설명하던 학구파였다. 어린아이가 어른들의 주석으로 공부하는 것을 보며 놀랐다. 장남이 동생들의 공부를 봐주는 교사 역할을 하고 있으니 실력이 절로 늘었던 것이다. 이러니 학원이 안 되는 나라다.

2
아기의 건강은
정부가 관리한다

지중해를 낀 도시 네타냐에 있는 티바트 할라브(영아 보건소)를 방문했다. 티바트 할라브는 '젖 한 방울'이라는 뜻이다.

티바트 할라브는 현대 이스라엘 국가가 건립되기 전에 하닷사의 여인들이 (헌신적인 유대 여인들을 일컫는 말) 나라를 위해 봉사한 것에서 유래했다. 2차 세계대전을 전후해서 먹을 음식도 부족하고 아이들이 우유도 제대로 먹지 못할 때, 여인들이 나서서 '젖 한 방울이라도 나누자'는 운동을 시작했다.

티바트
할라브

티바트 할라브는 아이의 출생부터 6세까지의 '건강'을 관리하는 영아 보건소다. 보건부 소속 간호사 릴라흐 Lillach Singer 에게 자세한 이야기를 들을 수 있었다.

"세 살 미만의 아이들은 발달이 불완전합니다. 그래서 건강한 아이들도 정기적으로 정밀하게 발달을 체크하고 있습니다. 결함의 가능성을 미리 찾아내어 조기 치료하는 일이 중요합니다."

발달 검진 비용은 모두 무료다. 결함이 발견된 치료 대상의 아이는 '아동발달 연구소'라는 기관에서 맡는다.

이스라엘에는 이러한 기관이 전국에 440여 개가 있다. 네타냐 지역에만 티바트 할라브가 9개가 있다. 내가 방문한 곳은 평균적으로 1년에 신생아 300여 명을 치료하고, 0~6세까지의 아동 2,300여 명을 책임지고 있다.

네타냐의 티바트 할라브 총책임자 리오라 Liora Vesterman 는 자부심을 보인다.

"건강한 아기가 건강을 계속 유지할 수 있도록 관리해야 합니다. 이곳은 WHO에서 상을 받았을뿐 아니라 12개 보건부처 중에서 이스라엘 수상에게 상을 받은 기관입니다."

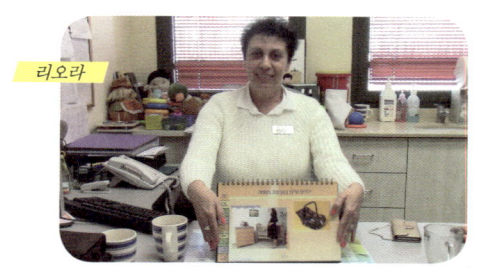

티바트 할라브는 '건강한' 아기가 더 건강해질 수 있도록 돌보는 곳입니다.

초기 진단, 예방 치료

이스라엘은 초기 진단, 예방 치료를 중요시한다. 태어나서 취학 전까지 아이에게 있을 수 있는 문제는 초기에 발견해서 치료해야 한다는 것이 정부의 정책이다.

유대 엄마들은 직장에 다니면서 육아와 살림을 하는 경우가 많다. 아무래도 엄마가 직장을 다니면 아기를 세심하게 돌볼 여력이 없는 데다가 시기를 놓치기 쉬우니 정부가 꼼꼼히 챙기는 것이다.

아기가 태어나면 병원에서는 즉각 이곳으로 연락을 한다. 퇴원 후 검진을 받으러 오는 신생아에게 제일 먼저 하는 일은 초기 체중을 재는 것이다.

티바트 할라브는 정상인 아이들의 면역을 높여주고 정상적인 발달을 돕기 위해서 검사한다. 아이들이 성장하면서 건강을 유지하도록 면밀히 체크하고 돌본다.

아이에게 건강한 부모가 우선이다

티바트 할라브는 아이의 건강 관리뿐만 아니라 부모 교육도 병행한다. 아이에게 건강한 부모가 우선이기 때문이다. 부모들은 이 기관을 신뢰하기 때문에 이곳에서 교육을 받는다.

티바트 할라브는 임신 전, 임신 기간, 출산, 출산 전과 출산 이후의 아기와 부모의 건강 관리까지 책임진다. 아기를 출산한 부모는 영아 보건소에 예약해서 꼭 방문해야 한다. 이스라엘의 부모와 유아들이 얼마나 세심하게 정부의 보호를 받는지 알 수 있다.

네타냐에 있는 티바트 할라브의 리오라는 학력 수준이 높더라도 양육에 문외한인 아빠들이 있다고 말한다.

"3개월 된 아기와 부모가 왔어요. 간호사가 아기에게 말을 걸어보라고 아빠에게 계속 요청했지요. 상식 있는 아빠인데도 양육에는 무지해서 어떻게 아기와 소통하는지를 몰랐죠. 그날, 그 아빠는 목소리 톤에 따라 아기가 어떻게 반응하는지 배우고 갔어요."

부모는 티바트 할라브에서 아기 마사지, 기저귀 채우기와 같은 기초 양육 방법뿐 아니라 부모 자신의 건강을 위한 산전·산후 체조, 신체 접촉을 통한 상호 작용 등을 배운다. 아기의 근육 발달을 위해 어떤 운동을 시켜야 하는지도 간호사의 시범을 보며 배운다.

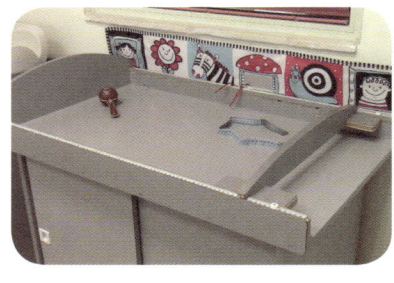 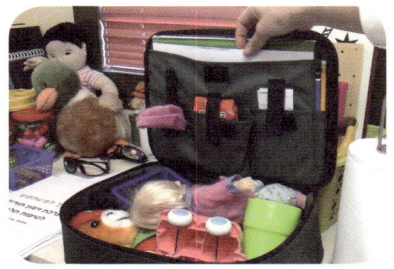

부모와 아기의 건강을 돌보는 지역 보건소 티바트 할라브

부모가 아기를 데려 오지 않으면
직원이 찾아간다

리오라는 티바트 할라브의 어려운 점을 털어놓았다. 정통파 종교인들은 출산 후 40일 동안 두문불출한다는 것이다. 아기를 집에 감추고 내놓지 않으니 보건소 직원이 그 바쁜 중에도 일일이 집으로 찾아가서 데려오거나, 가정에 가서 치료를 하고 온다. 대체, 그들은 왜 출산 후 아기를 감추어서 보건소 직원의 속을 썩이는 것일까?

미쯔바(계명)에 따르면, 출산한 산모의 첫 외출은 산혈(오로)이 멎는 40일이 지난 후에 가능하다고 한다. 출산 후 첫 외출은 유대 공동체에 나가서 하나님께 아기를 보이는 것이지, 보건소 의사에게 보이는 것이 아니라는 그들의 신념 때문이다.

부모가 아기를 데려오지 않으니까 직원이 직접 체중계, 신장을 재는 기계, 시력·청각·목·척추 검사기를 들고 집으로 찾아간다.

"공무원이 집에까지 찾아가다니요. 벌금을 물리면 되지 않나요?"라고 물었더니, 리오라는 벌금이 무서워서 아기를 검사하러 데려오는 부모는 없다고 했다.

이스라엘은 절대적인 종교 신념을 가진 사람들을 그대로 인정하고 존중하는 사회다. 미쯔바를 지키는 사람은 그것이 그의 임무이듯이, 건강을 보살피는 일은 직원의 임무니까 찾아가서 검사하고 치료하는 것을 당연하게 여긴다.

첫아이 때는 직원이 찾아가지만, 둘째 아이 출산부터는 엄마가 부탁하면 방문하고, 그렇지 않으면 40일이 지날 때까지 기다려준다. 보통 첫아이 때 방문한 직원에게 교육을 잘 받아서 둘째 아이부터는 잘한다고 한다.

아기의 나이가 어릴수록
우선 진료한다

이스라엘에는 티바트 할라브 외에도 정부가 운영하는 '크바트 홀림(진료소)'이 지역마다 있다. 오전 8시부터 오후 7시까지 가정 전문의와 소아과 전문의가 항시 대기하고 있다.

진료는 신청자 순서가 아니라, 아기가 어릴수록 우선으로 한다. 아기가 어릴수록 면역력이 약하므로 즉시 진료를 받아야 하기 때문에 그렇다고 한다.

매월 아기와 부모의 나이에 따라 진료비의 등급이 분류되는데 보통 월 180셰켈(약 54,000원)정도 낸다. 진료에 치아 치료도 포함된다. 치아 진료는 현 정부의 네타냐후 Benjamin Netanyahu 총리가 공약으로 걸어서, 당선 후 시행하고 있는 최근의 제도다.

이외에도 '24시간 클리닉'이 있어서 전화하면 즉시 의사가 출동하거나 진료소를 방문해서 치료를 받을 수 있다.

아기를 위해
네 번의 잔치를 열다

이스라엘의 아기들은 생후 한 달 동안 네 번의 환영 예식에 참석하는 특권을 누린다. 아기가 출생 시 겪은 고통을 위로하고, 첫 생애를 격려하는 축복식이다.

어른들에게 둘러싸여 축복을 받는 아기는 무얼 느낄까? 아마도 생의 의욕이 넘쳐날 것 같다. 아기가 나오자마자 본 세상, 사람들에 대한 첫인상은 중요하다.

첫 번째 잔치,
생후 첫 금요일 밤 살롬 조콜

가족과 친척들과의 첫 만남

아기가 태어나서 처음으로 맞이하는 금요일 저녁, 이날은 안식일이다. 이 모임은 아기가 세상에 태어나서 첫 번째 안식일을 맞게 된 것을 축하하는 조촐한 예식이다. 아기가 무사히 세상에 온 것을 공식적으로 감사하는 시간이다.

아기에게 태어나서 처음으로 맞이하는 안식일을 기뻐하는 기도문과 태어날 때의 고통을 위로하는 기도문을 들려주는데 이 예식을 '샬롬 조콜(Sholom Zochor, 평화를 빌어주는 시간)'이라고 한다. 온 가족과 부모의 친구들이 엄마와 아기의 건강을 기원하는 기도를 한다.

잔치는 아기가 태어난 집에서 한다. 금요일 저녁 안식일 식사 후에 모이는 모임이라서 가벼운 음식을 차린다.

아기에게 이러한 예식이 필요한 이유는 할례를 하기 전 안식일의 고결함을 경험해야 하기 때문이고 아기가 모태의 기억들, 즉 배 속에서 배운 토라를 잊어버린 것에 대해 위로하기 위해서다. 다시 학문에 재기할 수 있도록 위로하자는 뜻에서다.

왜, 아기는 태어나면 모태에서의 일들을 다 잊어버린다고 할까? "다시 열심히 배우기 위해서 잊어버린다."라고 대답할 만큼 유대인들은 배움을 강조한다.[49]

두 번째 잔치,
생후 7일째 밤 렐 시무림

태어날 때의 트라우마를 위로받는 밤

'렐 시무림 Leil Shimurim'은 '아기를 지킨다'는 뜻으로 '라일라 시무림 엣 하 티노흐'를 줄인 말이다. 유대인은 일찍이 아기도 엄마 못지않게 태어날 때 엄청난 고통을 이겨내고 나왔다고 생각한다. 그래서 아기의 건강 회복을 위한 축원을 하고, 아기의 마음을 위로할 필요가 있다는 취지에서 아기를 위한 위로의 밤을 갖는다. 일종의 심리 치료라고 할 수 있다.

또 다른 이유는 이것이다. 이튿날 아침에는 하나님과 계약을 맺는 의식인 중요한 할례가 있다. 할례 전날 밤에 사탄^{방해} 세력이 총공격을 퍼부어서 아기가 할례를 받지 못하도록 방해할 수 있으니 모두 나서서 아기를 보호해야 한다는 그들의 믿음이다.

그래서 아기가 태어난 지 7일째 되는 밤은 아빠가 중심이 되어 온 가족과 친구, 친척, 가족이 밤을 꼬박 샌다. 아기를 지키는 고요한 밤, 거룩한 밤이다. 졸음을 쫓기 위해 간식을 먹으며, 밤새도록 아기 곁에서 토라를 읽어주고, 〈시편〉 23편과 같은 축복문을 들려준다. 시간표를 정해서 분담하기도 한다.

이 밤을 무사히 보내면 8일째 아침이 되어 아기에게 할례를 거행한다. 아기는 어른들에게 환영을 받고 축복의 소리를 많이 들으면 생기가 넘쳐나고 의욕이 강해진다.

세 번째 잔치, 생후 8일째 아침에 하는 할례 브릿트 밀라

유대 공동체의 일원이 되는 날

태어난 지 8일째 되는 아침은 가족과 친지뿐 아니라 이웃, 유대 지도자들이 총출동해서 아기를 위해 성대한 환영식을 한다. 할례 Brit Milah다.

할례는 4천 년이나 지속되는 유대 가족의 예전 ritual 으로 유대 문화유산 가운데 가장 오래된 의식이다. 할례 장소에 모인 어른들은 아기 미래에 대한 축복을 해주는데, 그 자체가 교육이 된다.

할례는 남아에게 하는 포경 수술과 유사하다. 여기에 종교적 의미를 가미한 것이다. 이날이야말로 유대의 사내아이에게는 가장 특별하고 경사스러운 날이다. 이날의 주인공은 아기는 물론이고, 아기를 안고 입장하는 아기의 조부나 증조부가 된다. 가장 오래 살면서 후손을 보게 된 영예를 선사한다는 뜻에서 아기를 안고 입장할 자격을 준다.

할머니가 아기를 데리고 나와 할아버지에게 인계하면 참석한 모든 회중이 아기를 맞이한다. 하얀 강보에 싸인 아기가 형제들, 가족, 친척, 이웃들이 늘어서 있는 하객 앞을 지나가면 모두 일어서서 박수로 환영하며 축복한다.

"이제 도착한 아기가 복이 있도다!"

실내는 기쁨의 웃음소리, 노래, 박수갈채, 축복으로 열기가 대단하다. 축하객들은 부모에게 덕담한다.

"이 아기가 그의 아버지와 어머니에게 보존되게 하소서. 그리고 이스라엘의 아들이라 불려지게 하소서. 부모가 이 아들 때문에 즐겁게 하소서."

수천 년간 이어져 온 할례

유대인의 할례 문제를 놓고 많은 의학자들은 '아기가 쇼크를 받지 않을까?'라는 주제로 연구하고 있다. 토론토 어린이병원의 통증 전문의 안나 타

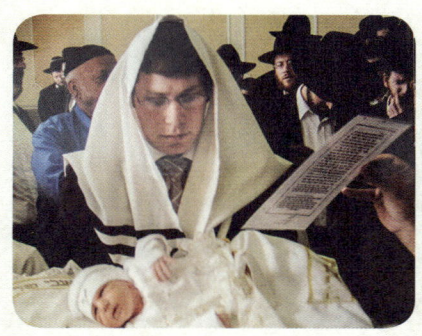
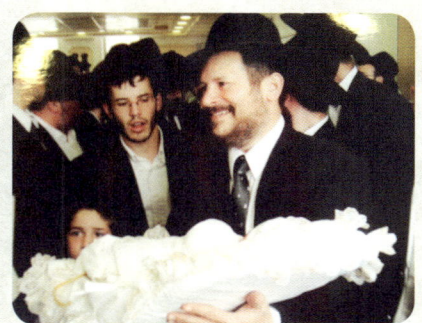
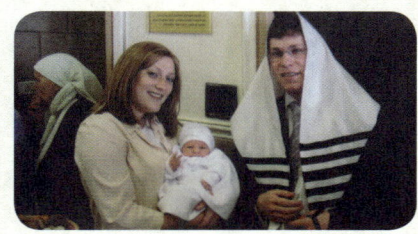

할례식

"이 아기가 그의 아버지와 어머니에게 보존되게 하소서.
그리고 이스라엘의 아들이라 불려지게 하소서.
부모가 이 아들 때문에 즐겁게 하소서."

디오Anna Taddio는 아이들을 치료하며 남자아이들이 여자아이들보다 통증에 더 예민하게 반응한다는 사실을 발견했다.

타디오는 87명의 남자 아기들을 연구하여 출생 직후 포경 수술을 받은 아이들이 생후 4개월이나 6개월이 되어 예방 주사를 맞을 때 더 크게 오래 운다는 사실을 발견했다.[50] 포경 수술을 받은 아이들 중에서도 통증 완화제를 바르고 수술한 아이들은 다른 진통 조치 없이 수술한 아이보다 적게 울었다.

그런데 유대 사회가 이런 문제에 동요하거나 염려하지 않는 것은 할례를 전문으로 하는 랍비 의사가 있기 때문이다. 유대 공동체는 수천 년간 할례를 이행하면서, 아기에게 최대한의 고통을 덜어주는 할례 전용 메스와 의술을 전수하고 있다.

아기의 이름을 불러주는 예식

할례식 때 아빠가 아기를 안고 나와 아기 이름을 하나님께 올려드린 후 축하객에게 아기 이름을 공포한다.

유대인에게 '이름'은 뿌리 정체성을 심어준다는 데 의미를 둔다. 이름을 지을 때 토라에 뿌리를 둔다. 토라에 나오는 유대 조상의 이름 중에 아브라함, 다윗, 다니엘, 엘리야, 모세는 아직도 인기 있는 이름이다. 또한 조상 중에서 이름을 찾는다. 의로운 삶을 살았던 조상의 이름을 아기에게 주어서 본보기로 삼는다.

이름은 과거와 현재를 연결하는 사슬이다. 이스라엘이 수백 년 동안 이집트에서 노예 생활을 할 때도 정체성을 상실하지 않은 첫 번째 이유가 '이름

을 간직하고 살았다'는 점에서 이름을 중요하게 생각한다.[51]

일반적으로 첫째 아이의 이름은 엄마가, 둘째 아이의 이름은 아빠가 지어준다. 딸이 태어나면 아빠는 월요일 또는 목요일 아침 기도회나 안식일에 회당에서 토라를 대표로 읽는 영예를 얻는다. 아빠는 토라를 읽은 후에야 비로소 딸의 이름을 부를 수 있다. 그리고 '미 쉐 브라카^{어머니와 아기의 행운과 건강을 기원하는 기도}'라는 특별한 기도를 한다.

TIP 우리 전통의 삼칠일

우리나라 전통에도 세 번의 출생 의례가 있었다. 태어난 날로부터 삼칠일(21일)을 세 주기로 나누어서 첫이레(7일), 두이레(14일), 세이레(21일)에 잔치를 했다.

첫이레에 아기 포대기를 새것으로 바꿔주고 깃 없는 옷을 입히고 꽁꽁 동여맨 팔을 하나만 풀어놓았다. 두이레가 되면 깃 달린 옷을 입히고 나머지 팔 하나도 풀어주어 손을 자유롭게 했다. 세이레 날에는 아래위 한 벌로 된 옷을 입히고 대문 앞에 걸어두던 금줄을 걷었다. 산모도 일상생활로 돌아올 수 있으며 아기도 사람처럼 제대로 된 옷을 갖춰 입었으니 아기를 보러 와도 좋다는 뜻이다.

삼칠일이 되면 아기 입에 밥알 몇 톨을 미역국에 적셔서 먹였다. 아기가 사람의 옷을 입고(의) 사람의 주식을 먹고(식) 이름을 받게 되는 아주 중요한 날이 삼칠일이었다.

 **생후 8일 된 아기의 발달**

온도도 다르고 빛도 다르고 자궁과 전혀 다른 환경에 온 아기는 마치 자기 방어를 하려는 듯이 주먹을 꼭 쥐고 있다.

출생 시 몸무게는 생후 며칠 동안 몸의 수분이 빠져 10% 정도 줄다가 5일째부터 늘기 시작해서 10일이 지나면 출생 시 체중을 유지한다.

생후 3, 4일은 간이 미숙하므로 황달 증상이 나타난다. 몸을 따뜻하게 체온을 유지시켜 주는 것이 중요하다. 불안정한 혈압은 열흘 정도 지나야 안정된다. 19cm의 거리에서 가장 잘 볼 수 있으며, 생후 열 여섯 시간부터 냄새를 식별한다.

생후 3일이 채 안 된 신생아가 엄마의 목소리를 식별할 수 있다. 엄마의 목소리와 다른 여자의 목소리가 녹음된 소리를 각각 들려주었더니, 엄마의 목소리를 들을 때 약 24% 가량 젖꼭지를 더 많이 빨았다는 연구 사례가 있다.[52]

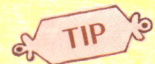 **우리 옷, 배냇저고리**

태어나서 처음 입는 배냇저고리는 아기가 태어나기를 기다리며 엄마가 손수 바느질해서 만들었다. 배내옷은 아기가 오래 살기를 바라는 마음에서 단추를 달지 않고 실이나 끈을 길게 늘여 가슴을 한 바퀴 동여매는 옷이다.

네 번째 잔치,
피디온 하벤

생후 31일 잔치의 기쁨

'피디온 하벤Pidyon HaBen'은 '맏아들을 봉헌하다'라는 뜻이다. 엄마의 태에 처음으로 태어난 아들을 31일째 되는 아침에 하나님에게 바쳤다가 되찾아오는 예식이다. 그러니까 이 잔치는 장남에게만 해당된다.

유대 전통에는 모든 장남은 제사장이나 성직자로 봉사할 의무가 주어지는데 아기가 이 의무에서 벗어나려면 속량식을 한다. 아기가 일생을 자유롭게 살도록 해줘야 한다는 의미이다.

할례는 하얀 옷, 하얀 강보에 싸서 축복식을 했다면, 이날은 아기를 오색 구슬로 동여매어서 은쟁반에 담아서 회당에 데려온다. 이때, "우리를 보호하셔서 이 순간까지 오도록 허락하신 것을 감사합니다."라는 축복문을 아기에게 들려준다.

피디온 하벤의 조건

- 엄마가 유대인이라야 한다.
- 혈통상 부부 중 한 사람이 레위 가문(제사장 가문) 출신이면 피디온 하벤에서 제외된다.
- 엄마의 첫 태의 첫째 사내아이여야 한다. 인공 유산이나 자연 유산을 하지 않고 낳은 첫 사내아이여야 한다.

아빠의 선서

아빠는 아기를 안고 나와서 "이 아이는 내 소유가 아닙니다. 저는 청지기일 뿐입니다."라고 선언한다.

유대 부모들은 자녀를 하나님으로부터 대출받았다는 의미에서 '융자, 차관'이라는 경제 용어를 사용한다. 대출금은 내 것이 아니므로 언젠가는 반드시 돌려줘야 하듯이 아기의 인생을 부모가 저당 잡을 수 없다.

아이의 의사를 존중하고 자유롭게 개성과 재능을 따라서 기른다는 유대 교육의 취지가 이 예식을 통해서 강화되고 있다.

이날 아빠는 아이가 13세가 될 때까지 양육의 책임을 다할 것을 공동체 앞에서 맹세한다. 아이 자신이 독립된 인생을 살아갈 수 있을 때까지 양육의 책임을 지겠다는 다짐이다. 하객들이 그 증인들이다.

유대 사회는 성인식을 하는 13세 이후부터 아이의 과실은 부모의 책임이 아니라 아이 자신이 책임져야 한다.

아기 이름으로 첫 구제금을 낸다

이스라엘 은행에는 피디온 하벤을 위해 조폐소에서 만든 특별한 동전이 있다. 아빠는 아이를 위한 속죄금으로 우리나라 돈으로 평균 만 원 미만 정도를 집례자인 랍비에게 낸다.

미국계 유대인들은 생명을 뜻하는 히브리 어 '하이'는 숫자로 '18'이라는 뜻에서 18달러를 계산해서 내기도 한다.

랍비는 이 돈을 받아 구제금으로 기부한다. 만약 그 가족이 필요로 하면

돌려준다. 어떤 부모들은 봉투에 두툼하게 담아서 아기 이름으로 기부하기도 한다.

세상의 빛이 되거라

부모는 아기 이름이 새겨진 양초를 준비한다. 예식 전에 '아기 이름의 양초'에 불을 켜며 아기를 위한 축원을 한다.

"이 빛이 방을 환하게 비추는 것처럼, 이 아기가 세상에 들어와 환한 빛을 비추는 아이로 성장하게 하소서. 민족과 인류를 비추는 새로운 빛이 되게 하소서."

기념 나무 심기

피디온 하벤 예식을 마치면 부모는 과일 나무를 심는 전통이 있다. 고대 이스라엘 도시에서는 아들이 태어나면 삼나무pine tree를, 딸이 태어나면 백향목cypress을 심었다. 아이들은 자라면서 자신들의 나무를 관리할 의무가 있다.

인생의 첫 출발은 마치 새로운 나무를 심는 것과 같다. 좋은 인간으로 자라도록 도움을 주는 환경은 아이의 인생 전반에 튼튼한 기초를 세워주는 것이다.

지금도 세계 각처의 유대인들은 자녀의 할례와 피디온 하벤을 기념하는 기념식수를 이스라엘 땅으로 보낸다. 나무를 직접 보내기 어려우므로 50그루, 100그루를 살 수 있는 금액을 아이 이름으로 보낸다. 나무 한 그루 값은 우리나라 돈으로 천 원 정도다. 아빠는 아이에게 "네가 심은 나무가 이스라엘

땅에 있단다."라고 말해준다.

백일, 돌잔치
우리는 어떻게?

아기의 첫 생일이 되면 우리는 큰 홀을 빌려서 잔치를 한다. 그런데 정작 아기를 위한 잔치가 아니라 어른들의 잔치로 그치는 경우가 있다. 우리 선조들은 어떻게 했는지를 관찰하고 자녀를 현명하게 사랑하는 지혜를 얻었으면 한다.

백일

아기가 태어난 지 백일이 되면 백일상을 차려준다. 아기는 처음으로 빛깔 있는 옷을 입고 손님들 앞에 첫 선을 보인다.

배냇머리를 깎아주면 머리숱이 많고 검어진다고 해서 이날 고모에게 그 특권을 준다. (유대인들은 아기가 세 번째 생일을 맞는 날, 배냇머리를 잘라주는 예식을 한다. 아들에게는 머리에 동그란 모자를 씌우고 "네 머리 위에는 위대한 전능자가 계신다."라고 말하며 겸손을 가르친다.)

조상들은 아기가 순수한 마음을 갖고 자라기를 바라는 마음에서 하얀 떡쌀로 백설기를 쪘다. 또한 아기의 명이 100살까지 늘어난다고 해서 100명에게 떡을 돌렸다. 또, 아기가 건강하기를 바라는 마음으로 100 조각의 헝겊으로 옷을 만들어 입히기도 했으니 아기를 위한 마음이 얼마나 간절했는지 알 수 있다.

돌

'돌'은 아기가 1년 24절기를 한 바퀴 다 돌았다는 뜻에서 나온 말이다. 이 날 아기에게 화려한 돌빔을 해 입히고, 돌띠를 매주고 옷에는 복과 장수를 상징하는 모란이나 국화를 새긴 돌 주머니를 달아주었다. 부모는 아기에게 밥그릇과 국그릇, 수저를 선물했다.

돌상 차림

돌상은 아기가 모서리에 부딪칠 염려가 없도록 네모진 상보다 둥근 상을 사용했다. 아기는 하얀 방석 위에 앉아서 상을 받도록 했다. 돌상에는 백설기, 수수팥떡, 대추, 과일, 쌀, 국수 등을 올려놓는다.

돌떡을 받은 이웃들은 비운 접시에 흰 실이나 반지, 옷 등의 선물을 담아서 되돌려 보냈는데 이때 들어온 선물들은 아이가 성장하면 혼인 밑천으로 삼기도 했다.

돌잡이

타래실, 활, 화살, 책, 붓, 돈, 금반지, 색지, 자 등 아기의 성별에 따라 돌잡이에 사용할 물건을 돌상 위에 올려놓았다. 축하객들은 돌상을 둘러싸고 앉아 아기의 거동을 지켜보면서 아기가 첫 번째 집는 것으로 아기의 장래를 상상하며 즐거워했다.

예절, 재산, 지혜, 수명을 물려주는 유대인들

이제 겨우 세상을 조금씩 알아가기 시작하는 아기에게 이러한 잔치가 어떤 의미가 있을까 생각해본다.

유대인들은 아기가 태어나면 부모, 부모의 친구, 친척, 이웃, 나라까지 나서서 길러준다. 그리고 부모는 아기의 출생을 가족과 이웃, 나라를 사랑하는 기회로 삼는다.

유대인의 아기 잔치는 아기에게 말을 걸어주고 세심하게 돌보는 어른들의 따뜻한 손길이 있다. 축복과 감사의 노래들은 아기의 면역력을 높여주며 생명력을 강화시킨다.

세상에 대한 첫 인상, 첫 이미지를 긍정적 시각으로 인지하는 것은 아기가 거쳐야 하는 다음 단계의 발달 과업에서도 중요하다. 아기는 먼저 세상에 온 어른들의 품에 안겨서 진짜 사랑을 받으며 자라야 한다.

랍비 아키바 Rabbi Akiva 는 이렇게 말했다.

"유대인 아버지는 그의 자녀에게 예절, 재산, 지혜, 수명 이 네 가지를 물려주어야 한다."

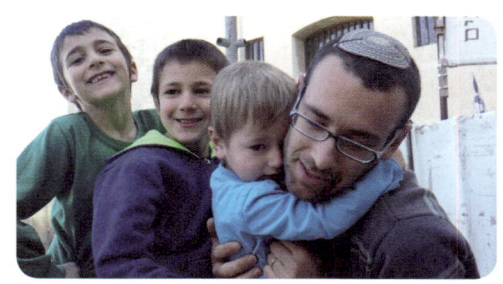

부록 1

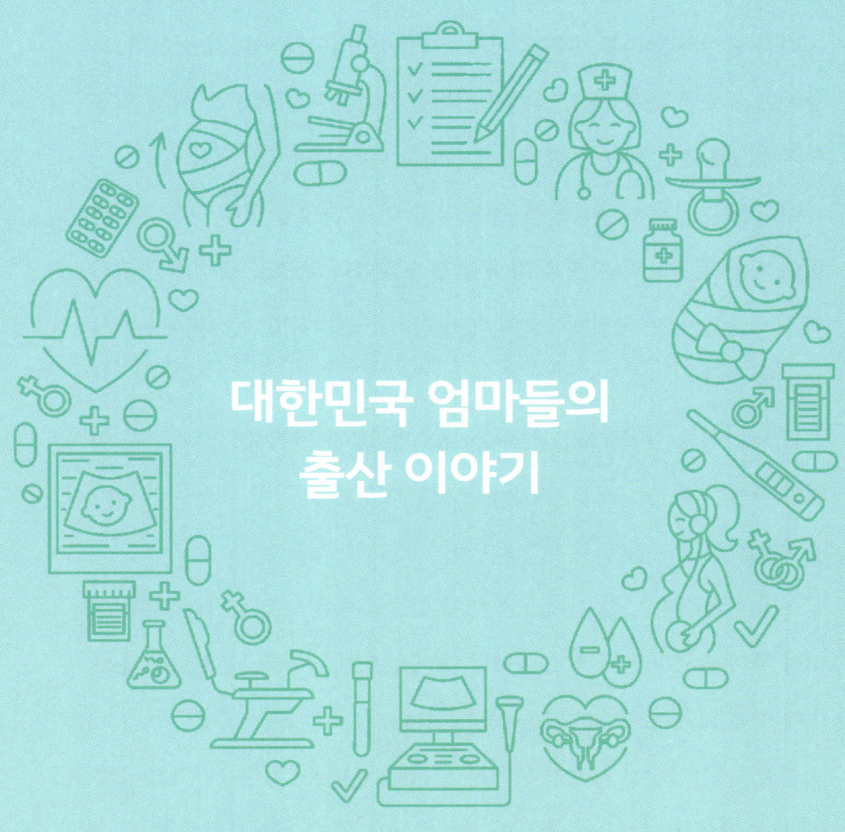

대한민국 엄마들의
출산 이야기

하나를 기르는 것이 힘들지, 여럿이면 오히려 수월하다

다섯 아이를 둔 나는 금년에 45세다.

다섯 아이의 머리를 합치면 기가 막힌 아이디어가 쏟아져 나온다. 초등학교 때부터 소풍 가는 날이면 아이들은 스스로 도시락을 싸는 일을 시작했는데, 저희끼리 장 봐다가 볶음밥을 해 먹으며 깔깔댔다.

아이들은 친척 어른들에게 "부모님이 너희 다섯을 공부시키려면 돈 많이 벌어야겠다."라는 말을 자주 들은 모양이다. 스스로 열심히 공부해서 장학금을 받고, 국립대에 진학해서 학비를 절약하고, 아르바이트해서 용돈을 번다.

다섯 아이를 낳아놓고는 두려울 때도 있었다. '아이 한 명 키우는 데 얼마가 든다.'라는 보도를 볼 때 움츠러들기도 했다. 식비, 교육비가 많이 들어가는 것이 사실이다.

그러나 남편과 나는 아이들을 위해 한눈팔지 않고 열심히 살았다. 그러다 보니 직위도 올라가고, 아이를 많이 낳으면 더 늙을 줄 알았는데 나이에 비해 젊어 보인다는 말을 많이 듣는다.

열심히 산다는 것 자체가 즐거운 일이다. 불면증? 우울증? 그럴 새가 없다. 주변에서 다섯을 기르느라 얼마나 힘드냐고 걱정하지만 아이 하나를 기르는 것이 힘들지, 여럿이면 오히려 수월하다.

아이들은 자기들끼리 알아서 크는 재주가 있다. 서로 키워준다. 경쟁적으로 잘 먹고 건강하니까 병원비 지출은 거의 없다. 옷, 교과서, 학용품도 물려서 쓰니까 한 아이 키우는 몫으로 셋을 거뜬히 키운다.

형들은 입시 정보, 시험 잘 보는 요령, 골탕 먹이는 친구 다루는 법 등 실생활 체험에서 나온 생생한 정보를 동생들에게 제공한다. 또, 형제들이 많다 보니 저희끼리 치고 싸우느라 혼자 게임기 앞에 앉을 새도 없다. 실전으로 다 해버리니까 우린 그런 게임이 필요 없다.

석준 어머니

우리 다섯 아이들은 공부 동지이다

결혼 전부터 아이들을 좋아해서, 나중에 결혼하면 아이를 많이 낳을 거라고 말했다. 그 말을 뇌가 기억하고 있었나 보다. 큰 어려움 없이 다섯 아이를 모두 자연 분만으로 낳았다.

우리 아이들은 공부 동지이다. 첫째가 초등학교 3학년이 될 때까지는 모두 홈스쿨링을 했다. 먼저 배운 첫째가 둘째의 공부를 봐주면서 실력도 향상되니까 우리 아이들은 공부는 스스로 하는 것인 줄로 안다.

셋째가 초등학교에 입학할 시기가 되자 첫째와 둘째가 학교에 다니고 싶다고 해서 보냈는데 재미있어하며 적응도 잘한다.

예서 어머니

형제가 많아서 좋은 점이 많다

실제로 다자녀 가정의 아이들은 어떻게 생각하는지 궁금했다.
다섯 남매 중 대학생인 둘째 아들에게 물었더니 답장을 보내왔다.

첫째, 외동의 경우는 유치원이나 초등학교 같은 교육 기관에서 비슷한 또래나 형, 동생을 만날 수 있지만 우리는 이러한 관계를 일찍이 체험할 수 있다. 서로 다투기도 하지만 배려하는 법이나 먼저 챙겨주는 등 서로를 위하는 마음을 배울 수 있다. 이러한 체험은 나중에 사회생활을 하는 데 있어서도 도움이 될 것이다.

둘째, 가족은 혈연관계이기에 친구 관계보다 훨씬 끈끈하기 마련이다. 무언가 큰일이 있을 경우 친구보다 가족이 훨씬 의지가 되고, 찾기도 쉽다. 오랫동안 함께 자라왔기 때문에 일을 해결할 때 호흡이 잘 맞다.

셋째, 자녀가 여러 명이면 부모님의 손이 많이 가지 않아도 서로 돕고 챙긴다. 또 이렇게 미리미리 어린 동생들을 돌보는 것을 체험하다 보니 책임감을 배울 수 있다. 나중에 자신의 아이를 돌보는 데에 도움이 되리라 생각한다.

충남대 1학년 이석진

동맹군을 많이 만들어주고 싶었다

나는 37세에 넷째를 낳았다.

이 험한 세상을 아이들이 서로 의지하며 살아가게 하려면 넷은 낳아야겠다고 평소에 생각했다. 그렇게 마음을 다부지게 먹어서인지, 네 아이 모두 자연 분만으로 순산했다.

넷째를 낳을 때, 병원에서는 수술을 권유했다. 오히려 내가 의료진을 설득해서 자연 분만으로 무사히 낳았다. 낳을 수 있다는 각오만 있다면 분만은 어려운 것도 아니다.

내 생애에서 정말 잘한 일은, 아이를 네 명이나 낳았다는 것이다. 아이들은 우리 부부의 기업이고 보배이고 유일한 창조다.

예림 어머니

부모의 교육 철학이 중요하다

나는 네 아이의 엄마다.

함께 할 수 있는 형제자매를 만들어주고 싶어서 넷을 낳았다.

자녀 교육비를 계산하지 않고 용감하게 많이 낳은 이유는, 우리 부부 나름의 교육 철학이 있기 때문이다.

우리는 자녀 교육의 핵심이 사교육이나 외적인 환경에 있지 않다고 확신하며, 사교육을 시키지 않는다고 해서 염려하지 않는다.

부모는 최고의 조력자이자 지지자다. 아이들의 재능을 발견해서 아이들의 길을 곁에서 지켜볼 생각이다.

두려움에 맞서야 한다

첫아이 출산 때는 힘주는 법도 잘 몰랐다. 또 건강하게 잘 낳을 수 있을까 하는 두려움 때문에 분만이 더 힘들었다. 그런데 낳으면 낳을수록 점점 자신감이 붙는다. 출산 경험은 가장 확실한 무기다. 소중한 경험으로 다시 도전하고 싶다.

내 경험상 출산을 가장 힘들게 하는 원인은 두려움이었다. 출산은 단지 육체적 고통이 아니라 생명을 걸고 하는 과정이다. 그러니까 마음을 강하게 먹고 정신을 무장해야 한다. 출산 중에 생길지 모르는 응급 상황에 대한 걱정, 여름 장마의 먹구름처럼 끝없이 밀려오는 이런저런 걱정 등 두려움을 제일 경계해야 한다.

나는 넷째 출산 직전까지 조산원에서 진료를 받았다. 예정일이 다 찼는데도 아이가 나올 기미가 없어서 병원에 갔더니 유도 분만을 권했다.

조산원 원장님은 아기도 자기가 가장 나가기 좋은 때를 알고 있다고 했다. 엄마의 마음과 늘 연결되어 있기 때문에 불안해하지 말고 아이와 교감하라고 조언했다. 그분의 격려와 위로로 마음이 안정되었다. 신기하게도 그날 밤에 진통이 왔고 자연 분만했다. 출산 두려움의 포로가 되지 말아야 한다.

민규 어머니

부록 2

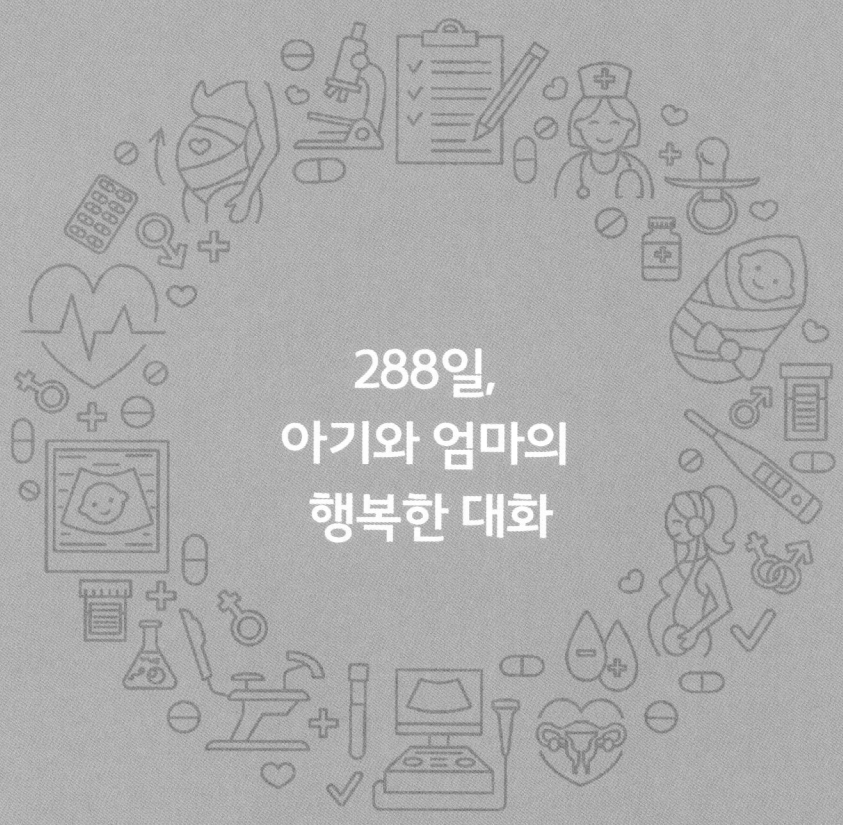

288일,
아기와 엄마의
행복한 대화

0.2mm로 시작한 아기

엑스레이로 보이는 캄캄한 자궁, 혼돈하고 공허하며 깊은 어둠. 생명은 왜 캄캄한 데서 시작하는 걸까? 어둠 속에서 비밀스런 일이 시작되었다.

> 엄마는 내가 온 것을 알까?
> 계획 임신을 하셨다면 아실걸.
> 엄마, 나 여기 있어요!

입덧, 메스꺼움, 임신의 고통은 엄마에게 태아가 자신의 존재를 알리는 생존 신호다. 시기별로 어떻게 조심해야 하는지 알아보자. 과거 나의 태아 시절로 돌아가보자. 여기에 기록한 신장과 체중은 우리나라의 표준 수치다. 아기들마다 조금씩 다를 수 있다.

발아기

수정부터 착상 이전

아이, 캄캄해. 내가 보이지 않을걸요. 내가 온 것을 아무도 모를 거야.
그런데 누구지? 누가 나를 꼭 붙들고 있는 느낌이야.
누구세요? 누구시냐고요?

엄마의 일기

우리 부부는 아기를 원해서 월경을 마치고 기다렸다가 배란일에 맞춰 밀월을 지냈다. 지금쯤 수정에 성공했을지도 모르니까 마음가짐을 조심해야지.

"검진으로 발견한 것은 아니지만, 우리는 네가 온 것을 안단다. 기쁘다. 오래전부터 너를 맞을 준비를 했거든."

수정부터 2주 사이

어어, 롤러코스터를 태워서 어디로 나를 보내는 거예요?

캄캄하고 긴 터널을 지나고 있어, 쾅! 이런, 내 몸이 벽에 달라붙었어.

'자궁벽'이래, 웃기지? 정신이 번쩍나는 순간이었어!

엄마의 일기

으슬으슬 춥고 미열이 있고, 하루 종일 온몸이 나른하다. 임신 증세다! 아가, 환영한다!

조리가 안 된 날것은 기생충이나 농약 성분이 있을까 봐 깨끗이 씻어서 먹었다. 남편이 냉장고를 청소했다. 수은이 있을지 모를 캔 음식, 통조림류는 버렸다.

배아기 3주~8주

임신 3주

아무것도 없는 세상, 캄캄한 세상.

그런데 이상해, 혼자 있다는 느낌이 안 들어.

누구 있어요? 나더러 '아가'라고? 내가 온 걸 어떻게 알았지?

방이 너무 커, 괜히 독채를 얻었나 봐.

나는 내가 누군지 알고 싶다! 내가 누구냐고요?

엄마의 일기

기초 체온이 높고 배에 통증이 있다. 몸이 나른하며 미열이 난다. 어머나!

속옷에 노르스름한 피가 살짝 묻어 있네.

생강은 아기 피부에 부작용을 일으켜서 아토피 위험이 있고, 팥은 태아 기형을 유발할 수 있다니까 조심해야지. 달걀은 완전히 익혀 먹었다.

남편은 벌써부터 배에 손을 대고 책을 읽어준다.

4주(1개월) 0.6~1.3mm 정도의 아기

콩콩콩, 밖에 누구 있어요?

꼭꼭 숨어라, 나 찾아봐라!

캄캄한 데 숨어 있으니까 모를 줄 알았는데 들켜버렸네.

어라, 내 방이 축축해지고 있어. 수면 위에 떠있는 느낌이야.

으슬으슬, 춥다 추워.

엄마의 일기

서점에서 임신·출산 책을 사서 읽어보았다.

'체온이 오르고 미열이 나는 이유는 임신이 끝날 때까지 배란을 억제하고 임신을 유지하기 위한 황체 호르몬이 태반에서 나오기 때문이다.' 젖샘 발육을 촉진하는 황체 호르몬 때문에 유방이 묵직하게 느껴졌구나! 속이 메스껍고 토할 것 같다. 입덧이 시작되었다.

5주 2.5mm 정도의 아기

어? 내가 입주한 것을 눈치챘나 봐요.

수색 작전이 시작되었어. 이상한 빛이 지나갔어.

부끄러워요.

나, 이뻐요? 잘 찍어주세요.

엄마의 일기

의사 선생님이 밝게 웃으며 축하했다.

"예상하고 계셨지요? 좋은 때에 순산하시기 바랍니다."

"아가, 엄마는 기뻐! 하지만 쉿, 당분간은 아빠와 엄마만 아는 비밀이야. 귀한 것은 숨기는 법이지."

6주 3~5mm 정도의 아기

우욱, 우욱? 무슨 소리예요? 왜 자꾸 '우욱, 우욱' 소리가 나는 거죠? 그 소리 들으니까 어지럽잖아요. 수면 위에 떠있는 나 살려줘요! 우욱.

<mark>엄마의 일기</mark>

물이나 소량의 탄수화물 식품은 입덧을 가라앉히는 데 도움이 된다고 해서 외출할 때 챙겨갔다. 운전은 가급적 삼가야지.

7주 9~14mm 정도의 아기

왜 이렇게 쪼그리고 있어야 하나요?
내가 왜 태어나야 하는 거죠?

<mark>엄마의 일기</mark>

"그런 심오한 질문을 하다니, 과연 범상치 않은 아이로구나. 그건 네가 벌써 생각이 발달하고 있다는 증거란다."
남편이 기부 저금통을 사왔다. 집에 쓰던 것도 있는데 새것으로 하자면서.

아침마다 동전을 떨어뜨린다. 통이 가득 차면 아동복지원에 우유값을 보내기로 했다.

8주(2개월) 2.5cm 미만의 아기

똑똑똑, 디저트는 시큼한 연두 자두 주세요.
아, 써! 커피? 싫어요!

엄마의 일기

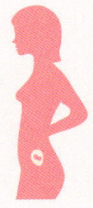

의사 선생님이 유산의 80%가 이 시기에 일어난다며 약물, 지나친 운동, 스트레스를 피하라고 했다. 또 각종 장기가 만들어지는 때이므로 영양 공급이 필수라고 했다.
이 무렵에 유산된 태아를 만지면 반응한다니, 놀랍다. 다이어트를 하려고 다니던 헬스클럽을 중지했다.

9주~10주 4cm, 5g 정도 엄지만 한 아기

어, 어? 내 몸이 둥둥 뜨잖아! 물이 방에 차오르고 있어요.
대체 이 물은 어디서 들어오는 거예요?
이 목소리가 엄마라고? 아, 오늘은 내가 엄마를 발견한 날!

엄마의 일기

거울을 보니 배가 눈에 띄게 나왔다. 호르몬의 변화로 아침에는 불안하고 낮에는 예민하고 밤에는 우울해지고 주의력도 떨어진다.
속도를 줄여서 천천히 운전해서 태교 학교에 다녀왔다. 세계 임신한 여성의 순산을 위해 기도했다. 마음이 안정된다.

11주 5cm, 8g 정도의 아기

아, 캄캄한 세상. 그런데 엄청 시끄러워졌어.
쉭쉭, 뿌~웅, 꼬륵꼬륵 소음이 너무 심해요.
머리, 어깨, 무릎, 발, 무릎, 발, 손톱, 입술, 코, 머리.
눈은 어디 있나? 여기!

엄마의 일기

가벼운 산책으로 기분 전환을 했다. 땀이 평소보다 많이 나온다. 혈액량이 평소보다 50%이상 증가해서 그렇단다. 맑은 물을 많이 마셔야지.
열량 소비량이 많아져서 단백질과 칼슘을 충분히 먹었다.
자궁이 많이 커졌다.
"아가, 얌전히 있어라."
쯔다카 기부와 임신 일기는 심신을 안정시킨다.

태아기(3개월~출생)

12주(3개월) 6~7cm, 17~20g 정도의 아기

내가 남자인지 여자인지를 안다고요?

제일 숨기고 싶은 부분인데, 내 허락없이 너무하는 거 아니에요?

나의 뇌가 발달해요.

엄마의 일기

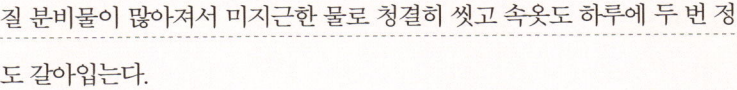

입덧이 가라앉고 식욕이 생겼다. 모세혈관을 튼튼하게 해준

다기에 비타민C를 챙겨 먹었다.

남편은 배 속 아기에게 책을 읽어주었다.

질 분비물이 많아져서 미지근한 물로 청결히 씻고 속옷도 하루에 두 번 정

도 갈아입는다.

검진을 받고 왔다.

13주 7cm, 25g 정도의 긴 손가락만 한 아기

방이 아주 조금은 밝아진 것 같아요. 누가 불을 켰나요?

몸이 아주 커진 느낌이에요. 움직여볼까? 툭툭, 꿈틀.

아빠가 내가 먹을 음식을 장 봤다고요? 뭘까?

엄마의 일기

바로 눕기가 불편하다. 혈액 순환이 잘되게 몸을 자주 움직인다. 남편이 마사지를 해줘서 근육이 뭉치지 않게 해준다. 남편이 냉장고에 철분 섭취에 필요한 녹황색 채소를 채워두었다.

14주 9cm, 35~50g 정도의 아기

엄마, 또 배고파요. 간식 시간 언제예요?

너무 많이 먹었나? 오줌 마려워요, 실례합니다.

크크, 전립선이 뭐지? 그런 게 생겼다고 엄마가 좋아하네.

엄마의 일기

갑작스런 체중 증가는 임신 중독증을 일으킬 수 있다고 해서 거울을 보고 몸무게를 달아보니 정상이다. 운동하고 식욕 조절해야지.

잇몸에 염증이 생기는지 간질간질 가렵다. 양치를 자주하고 껌을 씹어서 침 분비를 많게 했더니 좀 나아졌다.

15주 10cm, 50~70g 정도의 아기

뭐야, 내 이마에 시커먼 털을 누가 붙였지?

흔들흔들, 기분 좋다. 흔들어줘요.

양수가 내 피부를 찰싹찰싹 때리면 기분이 좋아.

엄마의 일기

몸을 가볍게 앞뒤로 흔들며 노래를 불렀다.

유방이 커졌다. 벌써 초유가 만들어지는구나. 헐렁한 임신복을 입고 치과에 다녀왔다. 남자아기라서 그런지 유난히 움직여댄다. "아가, 얌전하지 못하겠니?"

우리 조상들은 귀한 것을 숨기듯이 5개월까지는 배를 덮고 임신을 알리지 않았다는데, 3개월이 지났으니 부모님들께 알려도 되겠지.

16주(4개월) 12cm, 90~100g 정도의 어른 손바닥만 한 아기

어둠 속에서 벨이 울릴 때, 어떤 기분인지 알아요?

핸드폰 소리 좀 줄여주세요. 엄청 크게 들리거든요.

가끔 환해지는 이 느낌은 또 뭐죠? 엄마, 또 컴퓨터 켜고 일하는 거예요?

엄마의 일기

아기가 심하게 움직이네! 핸드폰 벨 소리에 놀랐는지 배를 걷어찬다. 요것이 벌써 엄마를? 핸드폰 볼륨을 줄여야지. 전자파도 조심해야지.

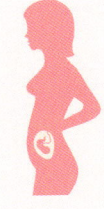

습관성 유산이나 35세 이상의 고령 임신이더라도 4개월이 지나면 안심할

수 있다는데 이제 안심이 된다. 양수 검사는 받지 않기로 했다.

17주 15cm, 110g 정도의 아기

아빠, 수상한 정체를 발견했어요.
배꼽에 붙어 있는 이 줄은 뭐죠? 만져지는데요.
하나하나 자세히 가르쳐주세요. 난 들을 수 있어요.
아, 탯줄이라고요? 음식을 날라주는 파이프?

엄마의 일기

자궁이 위를 치고 올라와서 숨 쉬기가 힘들고 소화가 잘 안된다.
혈액의 증가로 잇몸 출혈이 일어나서 비타민C와 철분, 세포막을 만드는 식물성 지방을 섭취하고 있다.
탄수화물 섭취량은 줄였다. 하루 2km씩 걸어야지.

18주 16cm, 150g 정도의 아기

냠냠, 짭짭, 신맛, 짠맛, 쓴맛, 단맛 골고루 들어오네. 탯줄아, 고맙다. 덕분에 잘 먹는다. 탯줄은 내 친구.
먹었으니 곤지곤지 잼잼, 연습할까요? 손가락 여기 있어요.

엄마의 일기

직장이 눌려서 치질이 생겼나보다. 뜨거운 팩을 깔고 앉았더니 시원하게 가라앉는다. 아무튼 뜨거운 것이 시원하단 말이야.

아빠가 책을 읽어주다가 잠이 들었다.

19주 17cm, 200g 정도의 아기

엄마, 정말 안 자고 슬픈 영화 볼 거예요?

나도 슬퍼져요. 그만하고 좀 잡시다.

엄마의 일기

아기의 뼈가 단단해지는 시기라서 칼슘이 많이 들어 있는 유제품을 샀다.

커피는 칼슘의 흡수를 방해하니까 딱, 한 잔만!

체중이 허리와 무릎 인대를 압박해서 요통이 생겼다. 수영이 허리와 등 근육을 단련해서 요통을 치료한다는데 수영 등록을 할까?

20주(5개월) 20~25cm, 300g 정도의 아기

잘 들려요. 또 읽어주세요.

방이 좁아지고 있어요.

엄마의 일기

오늘부터 남편과 배 속 공간을 넓히는 복식 호흡을 연습했다.
자궁이 커져서 폐와 신장을 압박해 소변이 자주 나온다.
배에 오일을 바르고 부지런히 마사지한다. 그러면 아기가 좋은지 조용해진다.

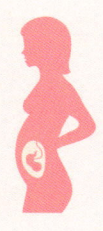

21~22주 27cm, 350g 정도의 아기

물구나무서기, 얍! 혼자서도 잘해요. 나는 야, 선수!

엄마의 일기

아기 혈액에 적혈구가 만들어지는 시기라고 한다. 철분을 충분히 섭취해야겠다.
관절이 느슨해지고 약해진 느낌이다.
배가 불러오면서 이웃들이 임신 사실을 알게 되었다. 옆집 아줌마가 도와줄 일이 있으면 언제라도 부르라면서 전화번호를 적어 주셨다.

23주 28~30cm, 550~600g 정도의 아기

아빠, 엄마! 짜증 좀 내지 마세요. 천둥치는 줄 알았단 말이에요!
내가 어서 나가서 부부 싸움을 말려야지, 안 되겠네.

엄마의 일기

태반에서 나오는 호르몬 때문에 몸이 가렵다. 샤워를 하고 비타민과 무기질이 풍부한 과일을 섭취하고 있다.

감정 조절이 힘들어서 남편에게 짜증을 많이 낸다. 호르몬 조절이 잘 안되고 몸이 둔해져서 맘대로 안 되니까 그럴 수 있다며 남편은 이해해준다.

이웃에서 따뜻한 미역국을 끓여왔다.

24주(6개월) 30~32cm, 650g 정도의 아기

엄마, 심심해요. 남들은 다 태아 학교에 다닌다는데 나도 학교에 보내줘요. 잉잉. 공부하고 싶어요. 음악 시간이 제일 좋아요.

엄마의 일기

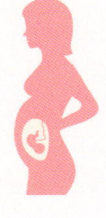

눈이 침침하고 몸이 무겁다.

임신성 당뇨는 임산부 중 4% 정도에서 나타나는 합병증이라는데, 당뇨는 태아와 산모가 같이 걸릴 위험이 있다니까 며칠 더 몸을 체크해보자.

오늘은 기부 저금통이 꽉 차서 아동복지원에 보냈다. 새로 또 시작해야지.

25~26주 33cm, 800g 정도의 아기

어? 처음 듣는 목소리야. 한 분은 할머니, 한 분은 삼촌이라고?

내 얘기를 하고 있잖아, 책을 사왔다고? 내가 책 좋아하는 걸 어떻게 알았지?

엄마의 일기

호흡이 힘들고 갈비뼈가 아프다.

눈이 건조해져서 핸드폰을 아예 꺼두었다.

피부는 거칠어지고 기미가 생겼다.

남편이 아기에게 동화책을 읽어주며 말한다. "아가, 내 여자 너무 힘들게 하지 마라."

27주 35cm, 1kg 정도의 아기

아, 눈이 떠졌다! 깜박깜박 보인다, 보여! 캄캄해!

밖에 좋은 일이 있나요? 맛있는 냄새가 '솔솔' 기분 좋아요.

할머니의 생신이라고요?

엄마의 일기

몸무게가 많이 늘고 손발이 부었다.

오늘은 시어머니 생신이다. 방에 들어가 쉬라고 하셔서 30분 정도 왼쪽으로 누워 있으니까 혈류가 위에 집중되어 소화도 잘됐다. 아기에게도 영양이 잘 공급되는지 좋아했다. 온 가족이 순산을 빌어주었다.

28주(7개월) 36cm, 1.2kg 정도의 아기

어휴, 갑자기 방이 왜 이렇게 작아졌지? 답답해서 숨이 막혀.

엄마, 누우실 때 왼쪽으로 누웠으면 좋겠어요.

엄마의 일기

임신 후기에 들어섰다.

아기가 잠을 자고 깨는 습관이 배 속에서 형성된다고 하니, 규칙적인 수면 습관을 가져야지. 오늘도 목욕하면서 순산을 다짐했다.

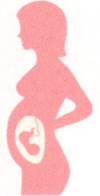

29주 37cm, 1.3kg 정도의 아기

어휴, 더웠다 추웠다. 왜 방에 온도 조절이 안되는 거죠?

엄마, 또 목욕해요? 미지근한 물로 몸을 천천히 적셔가며 씻어주세요.

엄마의 일기

분비물이 많아지고, 자궁이 뭉치고 수축이 일어난다. 잠깐씩 누워서 쉰다.

보름에 한 번은 정기 검진을 받고 있다. 남편이 체력을 단련하는 호흡 운동을 하자며 방에 매트를 깔아주었다.

30주 37~40cm, 1.4kg 정도의 아기

빵빵! 으아, 놀래라! 애 떨어질라!

아빠, 제발 운전할 때는 살살 부탁합니다!

엄마의 일기

진료 받으러 갈 때 남편과 함께 갔다.

자궁이 배꼽과 명치까지 올라와서 심장을 압박하니까 숨이 가빠져서 헐떡인다. 머리와 어깨에 쿠션을 받쳐주면 숨쉬기가 좀 편하다.

부모님들과 친척들이 격려 인사로 전화를 주셨다.

31주 40cm, 1.5kg 정도의 아기

어라? 방에 물이 많이 줄었어!

엄마, 핸드폰 쓸 때 배 가까이에서 하지 마요.

눈이 부시고 머리가 아파요. 내 방에 물이 줄어서 그래요.

엄마의 일기

자동차 헤드라이트가 갑자기 비춰지니까 아기가 놀랐는지 발로 배를 차며 꿈틀거렸다. 아기가 강렬한 빛을 느낀다.

캄캄한 방에 들어갈 때는 스위치를 켜서 환해진 다음에 천천히 들어갔다.

이웃들이 소음을 내지 않으려고 조심해준다.

32주(8개월) 42~44cm, 1.8kg 정도의 아기

영차 영차, 방에 확장 공사를 해야겠어!

발로 밀어야지, 영차!

엄마의 일기

분비물이 많아져서 외음부가 가렵다.

운동과 마사지로 몸을 풀고, 잘 때도 손을 펴고 잤다.

출산 용품을 꼼꼼히 적고 물려받을 것과 새로 구입할 것을 항목

별로 구분해두었다.

"아가, 왜 자꾸 배를 미는 거니? 조금 참아."

이웃들이 틈틈이 방문해서 몸을 주물러주었다. 나도 다음에 임신한 이웃

이 있으면 잘 챙겨줘야지.

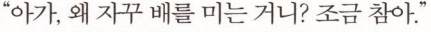

33~34주 43~45cm, 2kg 정도의 아기

어라, 내 머리가 문지방에 걸렸어요.

의사 선생님이 내가 아주 잘하고 있다고 하네요. 헤딩하고 나갈까요?

엄마의 일기

혈액량이 증가했는지 숨이 많이 차다.

독서 메모를 했다. '고령 임신이나 출산 횟수가 많으면 태반이 분만 전에

떨어지는 경우가 있다. 태반이 먼저 나오거나 양수가 미리 터지면 태아와 산모가 위험하다. 즉시 의료진의 도움을 받아야 한다. 둔위일 경우 담당 의사와 상의해서 운동하면 된다.'

35~36주(9개월) 45~47cm, 2.3~2.6kg 정도의 아기

아빠는 어떤 분이죠? 목소리만 들어봐서 제일 궁금해요.
내가 나가면 '아빠다!'라고 소리쳐주세요.
내가 아는 목소리와 일치하는지 일단 확인하고 인사드릴게요.

엄마의 일기

매주 정기 검진을 받고 있다. 유대인들은 태교를 이렇게 한단다.
'임신 9개월에 유대 아빠들은 순산을 기원한다는 뜻에서 토라책을 펼쳐든다. 이스라엘 백성이 시내산에서 토라를 받은 날 하늘문이 열린 광경을 상상하면 자궁이 쉽게 열린다. 책을 펼치거나 주먹 쥔 손을 펴면 열린다는 내면의 의식이 관절과 골반을 열리게 한다.'

37주 48~50cm, 2.9kg 정도의 아기

오늘, 엄마와 의사 선생님의 대화를 들었어요.
내 몸이 너무 커서 걱정이라고요? 엄마, 걱정 마세요.

우리 같이 잘해봐요! 파이팅!

==엄마의 일기==

매주 받는 정기 검진에 다녀왔다. 아기집이 얼마나 내려왔는지 알아보는 검사를 했다.

이웃들이 수시로 들러서 집 안도 치워주고 음식도 가지고 오신다. 옆집 엄마는 첫애 낳을 때의 경험을 들려주고 갔다.

38주 50cm, 3kg 정도의 아기

아이참, 물을 마시고 말았어, 퉤, 퉤!

모두 보고 싶어요.

나갈 준비하느라고 당분간 배 속이 요란하겠습니다.

==엄마의 일기==

출산을 알리는 여러 가지 신호를 아기가 보낸다.

이슬이 살짝 보였다. 2~3일 뒤에 진통이 온다는 신호다.

불규칙하더니 20~30분 간격으로 10~20초의 강한 진통이 온다.

엘리베이터 문에 '308호 엄마의 분만이 가까워옵니다. 겁먹지 않게 모두들 응원해주시기 바랍니다'라는 메모지가 붙어 있다.

그럼, 내가 누구 엄만데! 난 잘 할 수 있다고!

39주 50cm, 3.4kg 정도의 아기

어둡고, 고요한 방에서 나홀로 긴장이 돼요. 떨려요.

나에게 필요한 말은 '잘 할 수 있다'예요. 모두들 나를 응원해주실 거죠?

언제 나가는지는 제가 결정할 겁니다. 기다려 주세요.

엄마의 일기

10분 간격 진통이다! 분만이 시작되었다는 신호다!

"여보, 자동차 시동 걸어요. 어깨, 팔다리를 마사지해주세요. 호흡을 같이 해요. 아, 아, 아."

40주(9개월 반~10개월) 첫 만남

으앙! 나, 나왔어! 아빠, 눈물 좀 닦으세요. 우시기는요.

너무 잘 생겨서 죄송합니다.

세상에 나온 소감 한마디 할게요.

나에 대해서 매우 궁금하셨군요. 나도 세상이 매우 궁금했어요.

이 세상이 어떻게 돌아가는지 하나도 모르고 왔어요. 실수도 많이 할걸요.

그럴 때마다 친절하게 가르쳐주면 잘할 수 있을 거예요.

모두들 수고 많으셨어요. 고맙습니다.

에필로그

글을 마무리하고 책상 정리를 하는데 한 곁에 밀어둔 세계 지도가 눈에 들어옵니다. 14억 인구 대국의 중국과 1억 4천만 인구의 러시아 대륙을 대한민국이 머리에 이고 있는 모습이 보입니다. 곁에는 1억 2천만 인구의 일본이 있습니다.

이웃 나라들은 우리보다 최소한 배가 넘는 인구를 가졌으면서도 인구 늘리기에 열을 올리느라 안달입니다. 이 틈에서 5천만의 대한민국이 대견하다고 느껴집니다만 반 토막의 '외로운 섬' 같다는 나약한 생각도 들더군요.

그러면서 이스라엘이 '우리와 닮은 점이 참 많은 나라'라는 생각이 들었습니다. 우리처럼 자원 없는 좁은 땅을 가지고 강대국에 둘러싸여 있는 것도 그렇고, 인적 자원에 매달리는 처지도 그렇습니다.

이스라엘은 자녀 출산이 미래의 확실한 자원이라는 이 불가항력적인 상황을 받아들이고 교육을 나라의 돌파구로 삼고 있습니다.

이스라엘에서 만난 골란이 아내와 "우리 둘이 만나서 아이 둘을 낳았으니 우리 몫은 했는데 조국을 위해서 한 명 더 낳아야 하지 않을까?"라며 의논하는 말을 들었습니다.

두 아이의 아빠인 사울은 "아이를 낳아서 기르는 것은 힘든 일이지만, 출산은 애국하는 일이에요. 나라의 미래를 생각하면 많이 낳아야지요."라면서 아이를 더 낳을 뜻을 내비치더군요.

우리에게는 이러한 이야기가 생소합니다. 나라를 생각해서 아기를 낳는다니! 어이없다고 웃을지도 모르겠습니다. 그런데 이스라엘에 있으면 나라를 걱정해서 출산을 서두르는 부모를 자주 만납니다.

소형 자동차에서 쏟아져 나오는 해맑은 아이들, 부모와 함께 여행을 나온 아이들의 함박웃음 소리가 지금도 귓전에 맴돕니다. 어쩌면 저리도 행복해 보일까요?

랍비 하임 도닌Hayim Donin 은 《To Be A Jew 유대인이 된다는 것》라는 저서에서 '유대 가정의 행복의 비밀은 토라 정신에 있다'라고 말합니다.

토라가 말하는 가족의 행복 키워드는 ①부모 공경 ②자녀 교육 ③부부의 의무(남편은 경제를 담당하고, 아내는 순결을 위해 미크베를 실천하는 것) ④결혼 안에서 부부만이 누리는 성생활 ⑤가족 간에 품위를 지키는 것 ⑥자녀 출산입니다.

이 여섯 가지 요소가 '샬롬 바이트 평안이 깃든 집'를 지키는 행복 조건입니다.

유대인은 부모 형제를 잃고 나라가 없는 것이 얼마나 불행하고 서러운 일인가를 역사를 통해 배웠습니다. 생명을 잃어본 사람만이 생명이 얼마나 소중한지 그 가치를 압니다. 우리도 나라를 잃었던 아픔이 아직 가시지 않고 앙

금으로 남아 있는 민족입니다.

제가 단도직입적으로 하고 싶은 말은 이것입니다. 국력이 튼튼해야 안심하고 행복도 맘껏 누릴 수 있고, 그 행복은 시민들과 정부가 함께 노력해서 자아내는 것이라고요.

타인을 행복하게 해주는 사람이 얻는 선물은 그 본인도 행복해진다는 '주고받음'의 상생 원리를 가족 그리고 나라 사랑에 적용하면 어떨까 하는 생각입니다. 이 책이 출산과 양육에 최선을 다하는 우리 대한민국과 부모님들에게 힘을 실어주었으면 합니다.

이 책을 읽으신 독자 여러분께 감사 드립니다.

유대인 관련 연구에서는 항상 '토라성경'라는 경전을 만나게 됩니다. 그들의 원천적인 자원이 토라에 있기 때문입니다. 그래서 이 책의 많은 부분을 토라에서 인용했습니다. 어쩌면 이것이 독자들의 마음을 불편하게 했을지도 모르겠습니다. 관대한 마음으로 읽었을 여러분께 감사를 드립니다.

이 책이 청년들에게는 행복의 지표가 되고, 임신과 출산을 준비하는 분들께는 순산의 은총이 되기를 바랍니다.

주석

Secret 1

1. 박문일,《베이비 플랜》, 동아일보사, 2013, 116~117쪽.
2. 박문일,《베이비 플랜》, 동아일보사, 2013, 118~119쪽.
3. 루스 실로,《유태인의 자녀를 키우는 천재 교육법》, 문경은 옮김, 아이템북스, 2007, 201쪽.
4. 마빈 토케이어,《왜 유대인인가?》, 박현주 옮김, 스카이, 2014, 89쪽.
5. 〈출애굽기〉 1:12 참고.

Secret 2

6. 박영숙,《2020 미래교육보고서》, 경향미디어, 2010, 53~54쪽.
7. 마빈 토케이어,《왜 유대인인가?》, 박현주 옮김, 스카이, 2014, 8~9쪽.
8. www.oecd.org/social/family 참고.
9. 유대인의 사랑과 결혼에 관한 더 자세한 내용은 Joseph Telushkin,《Jewish Wisdom》 (William Morrow, 1994),《승자의 율법》(김무겸 옮김, 북스넛, 2010) 참고.
10. 유대인 가정 교육을 다루는 자세한 정보는 다음의 책에 있다. 이영희,《침대머리 자녀교육》 (몽당연필, 2009),《공부 습관, 3세부터 확실히 잡아라》(몽당연필, 2005),《말씀 우선 자녀교육: 위대한 인물로 키우는 유대인의 교육 비밀》(규장, 2009).
11. 이승헌,《뇌안의 위대한 혁명 B.O.S》, 국제뇌교육종합대학원대학교 출판부, 2007, 96쪽.

Secret 3

12. 박대진,《이스라엘 비즈니스 산책》, 한빛비즈, 2014, 220~221쪽.
13. 신예순,《골반튼튼 임산부 요가》, 도솔출판사, 2011, 157쪽.
14. 생활 속, 직장 내 유해 환경에 대한 설명은 다음의 책에 있다.
    - 야마다 미쓰토시,《임신이 잘되는 몸 만들기》, 김민정 옮김, 에듀멘토르, 2014, 29쪽.
    - 박문일,《베이비 플랜》, 동아일보사, 2013, 112쪽과 129쪽 참고.
    - 전진동 외,《똑똑한 임신 건강한 출산》, 매경출판, 2014, 52쪽.
15. 〈사무엘상〉 18:25~27 참고.

16 나탈리 앤지어, 《여자, 내밀한 몸의 정체》, 이한음 옮김, 문예출판사, 2016, 44쪽.
17 박문일, 《베이비 플랜》, 동아일보사, 2013, 118~119쪽.
DK 『임신과 출산』 제작위원회, 《임신과 출산》, 사이언스북스, 2014, 34~36쪽.
18 미크베가 여성의 건강 관리와 부부애를 증진시키는 데 어떤 효과가 있는지는, 이영희, 《토라 태교》, 두란노, 2015, 14~30쪽에 상세하게 있다.
19 기도문의 자세한 내용은, 이영희, 《토라 태교》, 두란노, 2015, 81쪽에 있다.
20 마더 테레사, 앤터니 스턴 엮음, 《모든 것은 기도에서 시작됩니다》, 이해인 옮김, 황금가지, 1999, 11쪽.
21 전진동 외, 《똑똑한 임신 건강한 출산》, 매경출판, 2014, 109~110쪽.
22 야마다 미쓰토시, 《임신이 잘되는 몸 만들기》, 김민정 옮김, 에듀멘토르, 2014, 23쪽.

Secret 4

23 마빈 토케이어, 《왜 유대인인가?》, 박현주 옮김, 스카이, 2014, 139쪽.
24 노즈에 겐이치 외, 《머리가 좋은 아이는 태아 때 결정된다》, 김이원 옮김, 경성라인, 2014, 45쪽.
25 〈신명기〉 28:27~35, 〈역대상〉 20:6 등 참고.
26 Chana Weisberg, 《Expecting Miracles》, Urim Publications, 2004, 176~177쪽 요약.
27 〈창세기〉 25:21~34 참고.
28 랍비 야카드 윗Yachad Witt의 저서 《Kedushat Yeladim ve Omek Halev거룩한 아기와 의식의 심연》에 랍비 슐로모 칼레바흐Shlomo Carlebach가 쓴 태교 가르침이 있다. 이 책은 유대인들이 오래전부터 태아가 생각하는 존재라고 믿는다는 사실을 밝히고 있다.
29 미리엄 아다한, 《유태인의 자녀교육 29: 가슴으로 사랑하고 머리로 꾸짖는》, 이주혜 옮김, 아침나무, 2011년, 26쪽.
30 네사 캐리, 《유전자는 네가 한 일을 알고 있다》, 이충호 옮김, 해나무, 2015 참고.
31 노석균, '인구절벽의 또 다른 민낯인 낙태와 해외입양', 중앙일보, 2016년 6월 7일자. http://news.joins.com/article/20134105 참고.

Secret 5

32 Abraham Cohen, 《Everyman's Talmud》, Schocken, 1995 참고.
33 노즈에 겐이치 외, 《머리가 좋은 아이는 태아 때 결정된다》, 김이원 옮김, 경성라인, 2014, 115쪽.
34 미리엄 아다한, 《유태인의 자녀교육 29: 가슴으로 사랑하고 머리로 꾸짖는》, 이주혜 옮김,

아침나무, 2011년, 88쪽.
35 《Babylonian Talmud》의 〈Ta'anit〉 26~27 참고.
Sandy Falk, Daniel Judson, 《The Jewish Pregnancy Book》, Jewish Lights, 2003, 76쪽.
36 〈에스겔〉 1:7 참고.
37 알에이치코리아 편집부, 《임신 출산 육아 백과》, RHK, 2015, 104쪽.
38 신예순, 《골반튼튼 임산부 요가》, 도솔출판사, 2011, 161~162쪽.
39 트레이시 호그, 《베이비 위스퍼 골드》, 노혜숙 옮김, 세종서적, 2007, 55쪽.

Secret 6

40 Sandy Falk, Daniel Judson, 《The Jewish Pregnancy Book》, Jewish Lights, 2003, 50~52쪽.
41 〈사사기〉 4장 참고.
42 〈출애굽기〉 1:16 참고. 영어 성경에서는 '그 자리'를 'the birthstool'이나 'the delivery stool'로 번역한다.
43 Sandy Falk, Daniel Judson, 《The Jewish Pregnancy Book》, Jewish Lights, 2003, 76쪽.
44 신예순, 《골반튼튼 임산부 요가》, 도솔출판사, 2011, 118~119쪽.
45 샐리 웬드코스 외, 《아동의 세계》, 이영 옮김, 양서원, 1992, 155쪽.

Secret 7

46 헤너 에르텔Henner Ertel은 색채가 학습 능력에 미치는 영향에 대해 연구했다. 파랑, 노랑, 연두, 주황으로 칠한 방에서 노는 아이들이 하양, 검정, 갈색으로 칠한 방에서 노는 아이들보다 지능이 12%나 높다는 사실을 발견했다. 아이들은 밝은 색상의 방에서 민첩성과 창조성이 자극 받는다는 결과를 얻었다. 박문일, 《해피 버스 플랜》, 동아일보사, 2015, 431쪽 참고.
47 김수연, 《김수연의 아기 발달 클리닉》, 한울림, 2003, 50쪽.
48 미리엄 아다한, 《유태인의 자녀교육 29: 가슴으로 사랑하고 머리로 꾸짖는》, 이주혜 옮김, 아침나무, 26~27쪽.
49 '자궁에서 토라를 배운 아이가 태어나는 순간 천사가 와서 모태에서 배운 토라를 다 잊게 하려고 아기 입술을 톡톡 치고 간다.' 〈Masechet Niddah〉 30b 참고.
50 애니 머피 폴, 《오리진》, 박인균 옮김, 추수밭, 2011, 286~287쪽에서 재인용.
51 '그들은 이름을 바꾸지 않았다. 그들은 언어를 바꾸지 않았다. 그들 자신들이 서로 험담하며 물고 뜯지 않았다. 난잡한 성생활promiscuously을 하지 않았다.' 《Midrash》의 〈Vayikra Rabbah〉 32:5 참고.
52 샐리 웬드코스 외, 《아동의 세계》, 이영 옮김, 양서원, 1992, 157쪽.

참고 문헌

1. 유다이즘

국내 도서
박대진, 《이스라엘 비즈니스 산책》, 한빛비즈, 2014.
윤종록, 《후츠파로 일어서라》, 크레듀, 2013.
이영선, 《경제기적의 비밀》, 경향BP, 2012.
이영희, 《유대인의 밥상머리 자녀교육》, 규장, 2006.
이영희, 《토라 태교》, 두란노, 2015.
정현모, 《유태인의 공부》, 새앙뿔, 2011.
홍영재, 《똑똑한 아이 낳는 유대인 임신법》, 삼성출판사, 2013.

국외 도서
댄 세노르 외, 《창업국가》, 윤종록 옮김, 다할미디어, 2010.
루스 실로, 《유태인의 자녀를 키우는 천재 교육법》, 문경은 옮김, 아이템북스, 2007.
마빈 토케이어, 《왜 유대인인가?》, 박현주 옮김, 스카이, 2014.
슈물리 보태악, 《유태인 가족대화》, 정수지 옮김, 알에이치코리아, 2014.
우웨이닝, 《유대인 유치원에서 배운 것들》, 정유희 옮김, 유아이북스, 2014.
웨인 도식, 《탈무드 인성수업》, 윤은숙 옮김, 아침나무, 2015.
카세 히데아키, 《세계를 지배하는 유대인의 성공법》, 박순규 옮김, 아가돼지, 2002.
테시마 유로, 《유대인의비즈니스는 침대에서 시작된다》, 한양심 옮김, 가디언, 2013.
Abraham Cohen, 《Everyman's Talmud》, Schocken, 1995.
Aharon Yisrael Kahan, 《The Taryag Mitzvos》, CIS Publishers, 1988.
Alfred J. Kolatch, 《The Second Jewish Book of Why》, Jonathan David Pub, 1985.
Chana Weisberg, 《Expecting Miracles》, Urim Publications, 2005.
Hayim H. Donin, 《To Be A Jew》, Basic Books, 1991.
Moshe Weissman, 《The little Midrash Says 2》, Benei Yakov Publications, 1987.
Sandy Falk, Daniel Judson, 《The Jewish Pregnancy Book》, Jewish Lights, 2003.

2. 임신 · 태교 · 출산

국내 도서

강명자 외, 《자연임신이 최선의 임신》, 철학과현실사, 2013.
김민경, 《튀는 색깔이 뜨는 인생을 만든다》, 명진출판사, 1999.
김성준 외, 《자연주의 산후조리》, 시공사, 2015.
김수연, 《김수연의 아기 발달 클리닉》, 한울림, 2003.
노경선, 《아이를 잘 키운다는 것》, 예담, 2007.
도한주, 《현대 산후조리 생체조절로 끝낸다》, 등대지기, 2015.
박문일, 《베이비 플랜》, 동아일보사, 2013.
박문일, 《해피 버스 플랜》, 동아일보사, 2015.
손석한, 《부모와 아이 마음 간격 1mm》, 파인앤굿엔터테인먼트, 2008.
신예순, 《골반튼튼 임산부 요가》, 도솔출판사, 2011.
웅진리빙하우스 편집부, 《소문난 임신 출산책》, 웅진리빙하우스, 2007.
윤영희, 《슬로 육아》, 서해문집, 2014.
이교원, 《생애 첫1시간이 인간의 모든 것을 결정한다》, 센추리원, 2012.
이문진, 《앞날을 내다보는 그림》, 일과놀이, 1996.
이승헌, 《B.O.S》, 국제뇌교육종합대학원대학교 출판부, 2007.
전진동 외, 《똑똑한 임신 건강한 출산》, 매경출판, 2014.
최순자, 《아이가 보내는 신호들》, 씽크스마트, 2015.
최효찬, 《5백년 명문가의 자녀교육》, 예담, 2013.
DK 임신과 출산 제작위원회, 《임신과 출산》, 사이언스북스, 2014.
KBS 신의 뇌 제작진, 《뇌, 신을 훔치다》, 인물과사상사, 2015.
KBS 첨단보고 뇌과학 제작팀, 《태아성장 보고서》, 마더북스, 2012.
SBS 스페셜 제작팀, 《격대 육아법의 비밀》, 경향미디어, 2013.
SBS 스페셜 제작팀, 《산후조리 100일의 기적》, 예담, 2012.

국외 도서

나탈리 앤지어, 《여자, 내밀한 몸의 정체》, 이한음 옮김, 문예출판사, 2016.
네사 캐리, 《유전자는 네가 한 일을 알고 있다》, 이충호 옮김, 해나무, 2015.
노즈에 겐이치 외, 《머리가 좋은 아이는 태아때 결정된다》, 김이원 옮김, 경성라인, 2014.
마더 테레사, 앤터니 스턴 엮음, 《모든 것은 기도에서 시작됩니다》, 이해인 옮김, 황금가지, 1999.
마지드 포투히, 《좌뇌와 우뇌 사이》, 서정아 옮김, 토네이도, 2014.

미리엄 아다한, 《유태인의 자녀교육 29》, 이주혜 옮김, 아침나무, 2011.
빌 게이츠 시니어 외, 《빌 게이츠는 어떻게 자랐을까?》, 이수정 옮김, 국일출판사, 2015.
스에나가 다미오, 《색채심리》, 박필임 옮김, 예경, 2001.
애니 머피 폴, 《오리진》, 박인균 옮김, 추수밭, 2011.
야마다 미쓰토시, 《임신이 잘되는 몸 만들기》, 김민정 옮김, 에듀멘토르, 2014.
에모토 마사루, 《물은 답을 알고 있다》, 홍성민 옮김, 더난출판사, 2008.
올즈·샐리 웬드코스, 《아동의 세계》, 이영 옮김, 양서원, 1992.
카일 프루에트 외, 《육아동맹》, 정미나 옮김, 한스미디어, 2011.
캐시 파섹 외, 《아인슈타인 육아법》, 이화정 옮김, 너럭바위, 2014.
트레이시 호그 외, 《베이비 위스퍼 골드》, 노혜숙 옮김, 세종서적, 2007.
파멜라 드러커맨, 《프랑스 육아법》, 김윤희 옮김, 경향BP, 2014.
헤르베르트 렌츠 폴스터, 《슬로우 육아》, 신홍민 옮김, 부키, 2013.

3. 우리 전통 속 출산 문화

단국대학교 동양학연구원, 《일생의례로 보는 근대 한국인의 삶》, 채륜, 2013.
박시백, 《박시백의 조선왕조실록》, 휴머니스트, 2015.
박영규, 《한권으로 읽는 세종대왕실록》, 웅진지식하우스, 2008.
사주당, 《태교신기》, 한국학술정보, 2012.
오재미, 《관혼상제》, 주니어랜덤, 2011.
육수화, 《조선시대 왕실교육》, 민속원, 2008.
이한우, 《세종 조선의 표준을 세우다》, 해냄출판사, 2006.
최배영 외, 《조선시대 첫돌 의례 문화》, 이담북스, 2010.

감사의 글

이 책이 집필되기까지, 이스라엘의 많은 분들이 나서서 도와주셨습니다.

엔케렘의 하닷사 메디컬 센터의 조산사 낸시 노빅은 분만실의 분만 도구들을 알려주기 위해서 자신이 마치 출산하는 임산부가 되어 몸으로 설명하기도 했습니다.

임신 7개월 된 아디는 아이들이 가정의 행복이라면서 엄마의 역할을 들려주었고, 만삭의 아내와 함께 온 세피 와인버그는 남편의 역할을 들려주었습니다.

한국의 저출산 상황을 이미 알고 있는 하르 파쪼핌의 하닷사 메디컬 센터 산부인과의 책임자인 드로릿 호크너 박사는 저출산은 정부만 나서서 될 일이 아니라 젊은이들의 의식이 깨어져야 한다는 조언을 주었습니다.

하르 하쪼핌의 하닷사 메디컬 센터의 분만실 책임자인 하가이 암살렘 교수는 자연 분만은 정신력의 문제라면서 정신력 강화 프로그램의 힌트를 귀띔해주었습니다.

가장 뜨거운 오후의 태양 아래서 산후조리에 대한 율법을 열강한 예쉬바 애쉬 하토라의 학생인 26세 아리에와 30세 모쉐의 친절에 감사 드립니다.

임산부 식생활과 정신을 강화시키는 기도서의 실제 내용들을 들려준 랍비 요세프 메이로비츠와 케드바는 장남 11세 모르드카이, 쌍둥이 형제 다비드와 요나탄, 넷째 납탈리, 다섯째 이스라엘 메이르, 태어난 지 2주 된 여섯째 아하론 엘리의 부모입니다. 그들은 '자식은 하나님의 상급이요 기업'이라는 사실을 실감하게 해주었습니다. 출산한 지 2주가 된 케드바는 자연 분만의 비결, 유대 여인들의 자녀 교육관을 들려주었습니다.

2남 13녀를 낳은 랍비 모쉐 더취의 부인 바티야는 순산 경험을 들려주었고, 많은 아이들을 기르는 것이 엄마로서 쉬운 일이 아니지만 자녀가 주는 기쁨이 더 크다고 했습니다.

프렌치힐 회당의 랍비 할페린과 교인들에게 감사합니다. 비키, 오르나, 미크베실 총책임자 요다이킨은 미크베실을 열어서 친절하게 설명해줬을 뿐 아니라 사진 촬영까지 허락했습니다.

네타냐의 마프리아 영아원과 슈마르타프 유치원 어린이들에게 고마운 마음을 전합니다. 내가 떠나올 때 아이들은 이스라엘을 상징하는 정성스런 선물을 주었습니다. 엘자 알모그 원장은 이스라엘의 유아 교육을 강의해줬고, 그녀의 남편인 지리학 박사 니심 알모그는 이스라엘의 높은 출산율의 원인과 정치적 현황을 자세히 들려주었습니다.

네타냐의 '티바트 할라브'의 영아 보건소장 베스터만 리오라와 간호사 직원들에게 감사를 드립니다. 그들은 이스라엘의 어린이들을 어떻게 세심하게 보살피는지 들려주고 보여주었습니다.

 키부츠 세데 엘리야후의 매니저 로닛은 무더위에도 유아원, 회당, 미크베실을 안내해주고 자세하게 설명해줬습니다. 아리엘 슐로미의 아버지 아비가일, 탈리와 시라의 아버지 샤알 샤피라, 샤하르의 어머니 쯔비야 등 그곳의 영아원 학부모들은 모두 적극적으로 나서서 인터뷰에 응해주고 협조했습니다.

 세데 엘리야후의 샤케드 고교생 에덴 코헨과 탈 레빈은 이스라엘 청소년의 결혼관과 이스라엘의 가정의 역할을 들려주었습니다.

 낙태율을 줄이는 운동에 헌신적으로 앞장서서 일하는 사회 운동가 룻 티드하르는 이스라엘의 낙태 현황을 솔직히 들려주고 최선의 예방책을 위해 일하고 있습니다.

 이번 여행에서 골란 브러쉬와 그의 아내 수, 골란의 부모님이자 유치원 교사인 이릿트와 마알레 아두밈의 교육청장을 지낸 다비드의 온 가족을 다시 보게 되어 기뻤습니다. 초등학교 4학년이던 사울은 결혼을 해서 아내 노아 사이에 탈리라는 딸을 두었고, 초등학교 2학년이던 테일라도 결혼해서 4개월 된 딸 샤하르와 함께 왔습니다. 라이야, 타마르, 보아즈, 쉬라 모두 성인이 되었고요.

 어릴 때 부모님을 따라 이스라엘에 와서 지금은 히브리 대학교에 다니는 조하은 양에게 감사를 전합니다. 그녀는 이스라엘의 학교생활을 들려주었습니다. 히브리 대학교의 직원들께도 고마움을 드립니다.

2016년 11월 한국에서
이영희로부터

Acknowledgement

I owe many thanks to many Israelis who have given up much of their precious time to help me complete this book.

Midwife Nancy Novic at Hadassah Medical Center in Ein Kerem, used herself as an example of a pregnant woman to explain maternity apparatus in a delivery room.

Ardi, who was seven months pregnant, said children are a blessing for the family and explained the roles of a mother. Sefi Weinberg, whose wife is pregnant, explained the roles of a father.

Dr. Drorith Hochner, head of Obs & Gyn at Hadassah Medical Center in Har Hatzofim, who was aware of the current low birth rates in S. Korea, gave advice that "it is not only the government's efforts but the younger generation will also have to change their mindsets in order to win the battle over low birth rates in S. Korea."

Prof. Haggai Amsallem, the delivery room manager at Hadassah Medical Center in Har Hatzofim, gave some tips on strengthening the mental attitude, saying that natural birth is related with mental strength.

I want to express my personal appreciation to 26-year-old student, Arie in

Yeshivat Aish HaTorah and 30-year-old Moshe for their hospitality. They gave a wonderful lecture on postpartum care under a blazing afternoon sun.

Rabbi Yosef Meirovitz and his wife Kedva gave me a lecture on prenatal dietary life and practical prayer contents for mental strength. They have an 11-year-old first son Mordcay, twin brothers David and Yonatan, fourth child Naptali, fifth child Israel-Meir, and sixth child Aharon-Eli who was born two weeks ago. They made me realize that children are God's reward and legacy. Kedva, who has given birth two weeks ago, shared with me her experience on natural birth and the parenting values of a Jewish mother.

Batya, wife of Rabbi Moshe Deutch, the mother of 2 sons and 13 daughters recalled and shared her birth stories. She said that although it is not easy being a mother of many children, there is much joy in being a mother blessed with many children.

I also want to thank Rabbi Halperin and members at the French Hill synagogue. Especially, Vicky, Orna and Yadaikin in charge of the Mikveh room, who explained about the Mikveh room and granted me permission to film.

I want to send my deepest appreciation to the children of Mafria Infant Home and Shumartaf Kindergarten at Netanya. They gave me a heartwarming present that symbolized Israel. Director Elza Almog gave me a lecture on infant education and her husband Nissim Almog, a geography professor, not only explained political affairs to me, but also gave reasons for the high birth rates.

I also want to extend personal appreciation to, Vesterman Liora, the director of 'Tibat Halav' Health Clinic and their nurses and staff. They shared with me and showed me how to take great care of the Israeli children.

Ronit, manager of Kibbutz Sde Eliyahu, showed me around the synagogue and the Mikveh room in sweltering hot weather. Parents in the Infant Center, Abigail, father of Ariel Shulomi, Shaal Saphira, father of Tali and Sira, and Tzvia, mother of Shaar eagerly participated in the interviews and provided enthusiastic cooperation.

Shaked High school students Eden Cohen and Tal Levin at Sde Eliyahu talked about the outlook of marriage among youths and roles of the Israeli family.

Ruth Tidhar, a social activist who is dedicated to lowering the abortion rate, shared with me the current situation on abortion. She is now working on prevention policies for abortion.

I was happy to see Golan Broshi and his wife Soo, his mother Irit, a kindergarten teacher and, his father David, a former super-intendant in Ma'ale Adumim again in this trip. Saul, who was in 4th grade the last time I saw him, is now married to his wife Noah, and they both have a daughter, Tal. Teila, who was in second grade the last time we met, is also now married and she has a 4-month-old daughter Shkar. Also, Raiya, Tamar, Boaz, Shira have all became adults.

I want to thank international student Cho Ha Eun at Hebrew University who arrived in Israel at a young age with her parents. She shared with me her student life in Israel. I also want to say thank you to all the staff at Hebrew University.

November 2016

From S. Korea, Lee Young Hee

숨북스의 크라우드 펀딩에 소중한 마음을 모아주신 후원자 명단

2016.9.23~10.24 스토리 펀딩 http://storyfunding.daum.net

구현진 권영운 김영숙 김지훈 김현복 김현애 마리아 문나라 박기덕 박의용 박정은 박종업 박현주 방선영 신대섭 신동은 신동희 안순옥 안효원 양지원 이 선 이상민 이정인 이지은 이현주 이희정 장민하 전현주 정정미 조민정 조보람 조소망 조용구 조용휴 황다양

한 생명이 태어나기까지 주위의 많은 도움이 필요하듯 《유대인 임신·출산의 비밀》이 발간되기까지 크고 작은 도움을 주신 후원자분들께 감사를 드립니다. 책의 취지에 충분히 공감해주시고 따뜻한 격려와 후원을 아낌없이 주신 덕분에 무사히 발간할 수 있었습니다. 다시 한 번 진심으로 감사 드립니다.